Siehst Du ihn noch....
...oder brauchst Du schon einen Spiegel dafür?

Für meine Söhne:

Robin und Tim

Birgit van der Heiden

Siehst Du ihn noch...
...oder brauchst Du schon einen Spiegel dafür?

Die Männerstrategie:
Clever schlank und noch mehr Sex.

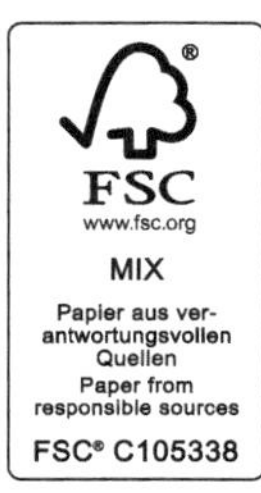

ISBN 978-3-8448-9422-6

Covergestaltung: projekt X AG, Heilbronn

Herstellung und Verlag: BoD – Books on Demand

Bibliografische Information der Deutschen Nationalbibliothek:

Die Deutsche Nationalbibliothek verzeichnet diese Publikation in der Deutschen Nationalbibliografie; detaillierte bibliografische Daten sind im Internet über http://dnb.dnb.de abrufbar.

Ein paar Worte vorab

Warum ausgerechnet ich als Frau ein Buch für Männer schreibe?

Ganz einfach aus demselben Grund, weshalb sich Frauen in Beziehungsfragen an einen Mann wenden.

Nun -Scherz beiseite- das liegt daran, dass ich es zum einen in meiner Praxistätigkeit mehr mit Männern zu tun habe und zum anderen dass ich auch in meinem Privatleben mehr Kontakt zu Männern als zu Frauen habe... warum das so ist kann ich ja mal von einem Kollegen beleuchten lassen.

Ich fand bislang allerdings nicht, dass da ein Handlungsbedarf besteht.

Hey - Moment!!! - Stopp!!!

Kontakt mit Männern in meinem Privatleben oder meiner Praxis heißt nicht sexuelle Kontakte - das möchte ich bitte betonen!

Ich komme mit Männern einfach kommunikativ sehr gut zurecht.

Aus dieser Arbeit und Kommunikation mit Männern wurde mir bewusst, wie wenig ihr Männer von den Mechanismen eures Körpers, eures Geistes und eurer Seele wisst und wie viele Missverständnisse es da gibt.

Gewicht reduzieren bedeutet für euch einfach hungern und sporteln und schon ist der Waschbrettbauch da - oder auch nicht!

Nee, ich hab´ kein Wundermittel, um dich in einen Adonis mit Waschbrettbauch zu verwandeln.

Ich hab' auch kein Fitnessprogramm für dich, das dir garantiert, vom fetten Mops zum schlanken Panther zu mutieren.

Ich hab' auch keine neue Diät für dich, mit der Du dich quälen darfst.

Ich appelliere einfach an deine Logik, deinen gesunden Männerverstand, um dich zu motivieren dein Leben künftig als Mann mit allen Möglichkeiten, befreit von innerem und äußerem Ballast, zu führen.

Ich kann es auch ganz brutal ausdrücken:

Wenn Du einen Mann nicht über seinen Stolz kriegen kannst, dann pack ihn bei den Eiern...

...und genau nach diesem Prinzip will ich dich in diesem Buch motivieren - über deinen Stolz **und** deine Männlichkeit.

Es heißt oft:

"abnehmen beginnt im Kopf"
oder
"einfach den Schalter umlegen"
oder
"es muss einfach klick machen"

Das ist richtig, aber ich will euch bewusst machen, dass es meist nicht nur einen Schalter gibt, der klick machen muss, sondern mehrere.

Ich möchte dir aufzeigen wie Du die Schalter findest und umlegst. Oftmals ist dazu Hilfe von jemandem wie mir von Nöten.
Ich mache dich aber gleich darauf aufmerksam, dass es auch unangenehm sein kann, bevor so ein Schalter umgelegt werden kann…

…aber Du bist Mann und ich weiß, dass Du dich dieser Herausforderung gerne stellst, wenn das Ziel stimmt.

1.Kapitel

Siehst Du ihn noch…
…oder brauchst Du schon einen Spiegel dafür?

Wenn ich mich so umsehe und die Exemplare deiner Gattung betrachte, wundere ich mich schon:

Da wurde mein weibliches Männerbild geprägt von Aussagen wie:

- Männer sind schwanzgesteuert -
- Männer haben nur das eine im Kopf -
- das Wichtigste für einen Mann ist sein … -
- Männer sind Jäger -

Und da guck´ ich mir die Männer so an und stelle fest, dass es sich hier bei vielen, sehr vielen sogar, um die wohl meist verbreiteten Männerlügen handelt oder um Mutanten deiner Art.

Bei der Wampe, Bierbauch oder Wohlstandsbauch, die so viele vor sich her tragen, können die den angeblich wichtigsten Teil ihrer Männlichkeit ja noch nicht einmal mehr ohne Spiegel in Augenschein nehmen und müssen zudem hoffen, dass die Arme noch lang genug sind…

Mit diesen viel zu vielen, prall gefüllten Fettzellen am Bauch und wo die sonst noch überall verteilt sind, nehmt ihr auch in Kauf, dass euch eure Männlichkeit zeitweise, wenn nicht sogar gänzlich, im Stich lässt.
Ist dir da vielleicht schon was aufgefallen oder verdrängt Du das ganz einfach?

Euer Körper ist mit der Verwaltung der Fettzellen und dem Mehrgewicht schon derart überlastet, dass er es einfach nicht schafft, zusätzlich Energie aufzubringen, um eure Männlichkeit, immer wenn gewünscht, in ganzer Größe anschwellen zu lassen, ganz zu schweigen von fortpflanzungsbestimmtem Vergnügen.

Nathalie Bajos (Universität Paris-Süd) wertete für eine diesbezügliche Studie eine repräsentative Umfrage mit mehr als 12.000 Beteiligten aus.

Ergebnis:

Übergewichtige haben nicht nur deutlich weniger Geschlechtspartner - Männer neigen im Falle übermäßiger Körpermasse außerdem zu erektiler Dysfunktion (Erektionsstörungen).

Da habt ihr´s, sogar wissenschaftlich erwiesen.

Einer meiner Söhne meinte mal zu mir:

"Mama, Sex ist ja der reinste Hochleistungssport."

Übergewicht zu haben ist für den Körper auch so etwas wie Hochleistungssport.

Nun ja, jeder entscheidet sich für seine Sportart.

Dann verzichtet ihr eben für schnödes Essen auf die schönste Nebensache der Welt oder zumindest darauf, selbst aktiv zu sein.

Die Wissenschaft ist ja mittlerweile auch schon so weit fortgeschritten, dass sie die Erhaltung der Art auch ohne deinen sportlichen Ehrgeiz sichern kann.

Und dabei ist dir Sex doch eigentlich wichtig - oder?

Zumindest steht fest, dass Du recht häufig daran denkst - täglich - mehrmals.

Der britische Telegraf berichtete mal über eine Studie, in der ein Marktforschungsunternehmen durch eine Befragung von 3000 Personen herausfinden wollte:

Wie oft denken Männer und Frauen an Sex?

Die Ergebnisse bestätigen wohl so ziemlich jedes Klischee:
Demnach denkt der typische Mann pro Tag 13 Mal an Geschlechtsverkehr - was aufs Jahr gerechnet die stolze Summe von 4745 Mal ergibt.

Ein knappes Drittel der Männer gab zu, morgens als Erstes an Sex zu denken.

Frauen hingegen denken angeblich immerhin fünf Mal täglich an Sex - oder 1825 Mal im Jahr.

... Mein lieber Mann, das sind ganz schön viel verpasste Gelegenheiten!

Tatsächlich musst Du heutzutage, um dich zu stimulieren und zu befriedigen, weiblichen Reizen nicht mehr nachjagen.
Das world wide web liefert dir alles völlig bewegungsfrei und oft auch kostenfrei auf den Monitor oder das Display.
Das Internet gilt heutzutage schon als die meistgenutzte Wichsvorlage (sorry für den derben Ausdruck).
Ganz bequem per Mausklick rein in die schöne Welt der sexuellen Fantasie.
Aber mal ganz ehrlich, ist das nicht frustrierend, diese Bilder anzusehen, schönstes Kopfkino ablaufen zu lassen, um dann doch im Hinterkopf die Gewissheit zu haben, dass ihr diese Fantasien einfach nicht leben

könnt, weil euch euer Wohlstandsbauch oder Bierbauch oder wie auch immer ihr diese überflüssige Ansammlung prall gefüllter Fettzellen auch nennen mögt, daran hindert ?

Selbst wenn eine dieser virtuellen Sexbomben in Natura vor euch stehen würde und zum Sex nötigen würde, so wäre der Sex von eurer Seite doch wohl eher passiver Natur:

Wo ist da euer Jagdinstinkt?

Ist es nicht auch ebenso frustrierend, die netten Filmchen anzusehen, Anleitungen für Höchstgenuss versprechende Aktionen, wohl wissend, dass ihr selber das in der Form einfach nicht bringt, weil euch durch euer Übergewicht einfach die Beweglichkeit und der Atem fehlt?
Als Mann bist Du ja stets besorgt um deine Gesundheit, schon das kleinste Zipperlein erscheint dir als lebensbedrohlicher Angriff auf deine Existenz.

Aber:
Zu viele zu prall gefüllte Fettzellen **sind** ein bedrohlicher Angriff auf deine Existenz!

Hierbei handelt es sich aber nicht um ein Virus, das Du dir irgendwo eingefangen hast:

Diesen Fettangriff, den tust Du dir auch noch selber an!

Würde überflüssiges Fett weh tun, dann - da bin ich mir absolut sicher- hätten gerade Männer keines.

Eines kann ich dir aber versichern:
Beim Kampf gegen dich selbst stehst Du auf verlorenem Posten:
Gewinnst Du, wirst Du auch gleichermaßen verlieren.
Vergiss ihn ganz schnell, diesen Gedanken, den Du jetzt vielleicht denkst:
„Ha, wenn ich den Kampf gegen meine Fettzellen gewinne, dann habe ich die ja gerne verloren."
Denn:
1. kannst Du deine Fettzellen gar nicht verlieren
   und
2. magst Du dich selbst so wenig, dass Du dich selbst bekriegst?

Dein Körper ist kein Kriegsschauplatz!

Dein Körper, das bist Du, Du und noch mal Du!

Und dann gibt es da noch dieses Zitat, vielleicht kennst Du es schon:

"Wie innen so außen."

Das Prinzip der Analogie (Entsprechung) als drittes der kosmischen Gesetze nach Hermes Trismegistos = Thot (Hermetische Gesetze).

Neeeeiiiin - dieses Buch besteht nicht aus Esoterikgesülze, ich will dir damit nur vor Augen halten, dass die äußere Ausuferung deines Körpers Bände darüber spricht, wie es in deinem Innen aussieht.

Schon peinlich - oder?

Jetzt beispielsweise zu sagen:

"das ist der Stress",

um dich mit Stress als Attribut für einen schwer arbeitenden, erfolgreichen Mann zu krönen - vergiss es! Erfolg hat nix mit Stress zu tun und Stress nur im weiteren Sinne mit Übergewicht!

Okay, Du hast jetzt Fragezeichen im Gesicht, vielleicht bist Du auch schon leicht verärgert, aber:

lies einfach weiter und die Fragezeichen oder Zornesfalten werden einem Lächeln voller neuer Erkenntnisse weichen, die dir Tür und Tor zu einem ballastfreien Leben öffnen.

2. Kapitel

Dein Körper ist kein Kriegsschauplatz!

Evolutionsbedingt bist Du ja ein Jäger…

… und ich bewundere oft die männliche Willensstärke, den Kämpfergeist, mit denen „Mann" Zielen nachjagt und Erfolge sammelt.

Jagst Du aber dich selbst, wirst Du auch dich selbst erlegen.

Angriff – Verteidigung – Gegenangriff – Wiederaufbau – Aufrüstung,

das sind nicht nur Prozesse im Kriegsgeschehen irgendwo auf dieser Welt, nein, das sind auch die Prozesse, die im Kampf gegen Übergewicht unweigerlich in deinem Körper ablaufen.

Also:
Stell dir Diät mal als **Angriff** auf deinen Körper vor - und glaube mir - für deinen Körper ist das ein Angriff der übelsten Sorte.

Dein Körper wehrt sich natürlich und reagiert mit **Verteidigung** durch hartnäckiges Festhalten am Inhalt der Fettzellen und **Gegenangriff** mit Heißhunger und Fressattacken…

In Friedenszeiten, wenn Du also keine Diät machst, betreibt er beharrlich **Wiederaufbau** der verlorenen Pfunde und **rüstet auf**, um auf den nächsten Diätangriff vorbereitet zu sein, das ist dann der gefürchtete Jojo-Effekt.
Warum dein Körper, oder besser eigentlich Du selbst, das tut, das wird dir während des Lesens klar werden.

Ich frage dich:

Wie oft schon hast Du deinen Körper und damit dich selbst in der einen oder anderen Art und Weise bekriegt???

Wie oft schon hast Du den Gegenangriff in Form von beispielsweise Fressattacken und Schmerzen zu spüren bekommen???

Wer ist das denn, der dir jeden Morgen aus dem Spiegel entgegenstarrt - dein größter Feind???

Willst Du dir wirklich dein größter Feind sein, statt dein bester Freund zu sein?

Einen besseren Freund als dich selbst wirst Du nicht finden!

Es geht in diesem Buch um eine sehr effektive und schnelle Strategie den Kampf um´s Idealgewicht siegessicher beizulegen, ohne die althergebrachten Waffen Diätstress, Sportzwang oder etwa Chemie und Operationen einsetzen zu müssen.

3. Kapitel

Der Geist ist willig - das Fleisch ist schwach

Ein bekanntes Zitat, wenn es um die Rechtfertigung sündigen Fehlverhaltens geht.

Doch eine wichtige Komponente fehlt in dieser gern zitierten Entschuldigung:

Deine Seele bzw. dein Unterbewusstsein.

Körper, Geist und Seele - das bist Du, eine Einheit mit drei Komponenten, die in ständiger Wechselwirkung stehen.

Sicher hast du schon erlebt, dass Verzicht in Form von Diät zu extrem schlechter Laune führen kann.

Das ist die Reaktion deiner Seele, die sich nach ein paar Streicheleinheiten in Form von Süßigkeiten sehnt und die überhaupt nicht versteht, weshalb ihr diese, aus ihrer Sicht notwendigen Streicheleinheiten, verwehrt bleiben.

In einem raffinierten Angriff reagiert deine Seele mit einem Stimmungstief, aus dem dich dann vermeintlich nur das Verschlingen eines Schokoriegels retten kann.

Nachdem Du diesen mal so ganz schnell in dich rein gestopft hast - schnell deswegen, weil dann ist auch dieser vermeintliche Schwächeanfall schnell vergessen - folgt statt Stimmungshoch und Tatendrang eine Attacke deines Geistes (Verstand, Großhirn) mit

schlechtem Gewissen wegen der unnötigen Kalorien-
bombe und zwingt dich in sportliche Aktivität, was
wiederum von deinem Körper als Angriff auf sein
Energiekontingent gewertet wird, worauf er mit der
Waffe Schmerz kontert, der dich bzw. deinen Geist
(Verstand) dann vielleicht auch noch veranlasst ein
Schmerzmittel zu nehmen......
Das ließe sich jetzt noch seitenlang fortführen, doch
ich denke das reicht, um dir vor Augen zu führen,
dass dieser Kampf endlos sein kann.

Es geht ohne Kampf und ohne Waffen.

Die Strategie:

Den Kampf aufgeben,
Körper, Geist und Seele strategisch einen.

Aus Erzfeinden werden beste Freunde, statt Trüm-
merfeld ein Wohlfühl-Ort.

Klingt nicht nur gut - ist gut.

4. Kapitel

Auf diese Strategie kannst Du wetten!

Per definitionem ist eine Strategie ein genauer Plan für die Handlungen, mit denen man ein Ziel erreichen will.

… und schon manch Formel-1-Rennen wurde allein durch die richtige Strategie gewonnen…

In 40 Jahren eigener Erfahrung, erlebtem und gelerntem Wissen und mehr als zehn Jahren Erfahrung mit meinen Klienten in eigener Praxis hat sich diese "friedliche" Strategie fast von selbst entwickelt.

Du kannst es auch ganzheitlichen Ansatz nennen, wobei ich diesen aber auf Logik begründe und nicht auf östliche Lehren.
Und den ich auch nicht der Dreieinigkeit des Christentums entlehne (Du weißt schon: "im Namen des Vaters, des Sohnes und des heiligen Geistes").

Die wichtigste Erkenntnis um die herum dieses Buch entstanden ist:

Hast Du die Ursache für dein Übergewicht gelöst - nimmst Du fast automatisch ab.

Erfahrungen, Erlebnisse, Glaubenssätze und Überzeugungen aus der Vergangenheit, deine Gedanken und Gefühle darüber, sowie dein Verhalten, deine Gedanken und Gefühle in der Gegenwart, können Ursachen dafür sein, dass dein Körper übergroße Fettdepots anlegt.

Übergroße Fettdepots bewirken mehr als Du wahrhaben willst, hier musst Du der Realität schon tapfer ins Auge blicken.

Anregungen zu lösungsorientierten Sicht- und Denkweisen und was Du dir selbst noch Gutes tun kannst, um die gewünschten Prozesse in deinem Körper in Gang zu setzen, ergänzen in diesem Buch diese Erkenntnis.

"Ist ja eigentlich logisch",
diesen Satz höre ich nur allzu oft.

Ein Leckerchen vorab:
nahezu alle meiner Klienten haben schon nach der ersten Sitzung ihren Heißhunger auf Süßigkeiten verloren.

Doch bevor wir uns in medias res stürzen noch ein paar Kapitel zum allgemeinen Verständnis, denn sonst bringt dir das auch wieder nichts.

5. Kapitel

Das unbekannte Wesen in Dir

-Dein Unterbewusstsein-

Die Steuerzentrale für ein glückliches und langes Leben

In einem Erstgespräch erklärte mir mal ein 66-jähriger Mann, in schönstem Schwäbisch:

"Unterbewusstsein? - Ich glaube nicht, dass ich so etwas habe."

Ich kann dir versichern, alle Menschen, auch Männer, haben ein Unterbewusstsein.

Dein Unterbewusstsein beinhaltet alle Programme, um dich möglichst gesund und glücklich am Leben zu erhalten und die Erhaltung der Art zu sichern.

Die lebenserhaltenden Programme kannst Du nur bedingt bewusst beeinflussen.
Wenn Du den Atem anhältst, gelingt dir das nur eine kurze Zeit, bis Du reflexartig, ohne es zu wollen, nach Luft schnappst, dabei ist es diesem Programm völlig egal, ob Du dich vielleicht gerade unter Wasser befindest und dir damit der Tod durch Ertrinken beschert wird.

Falls Du das jetzt unlogisch findest:

Ohne den Atemreflex wärst Du sowieso erstickt...so rum gesehen macht die Aktion dann wieder Sinn.

Beim Programm zur Erhaltung der Art, dem Triebprogramm, ist das genauso:

Ein männlicher Säugling hat unmittelbar nach der Geburt eine Erektion, das Triebprogramm zur Arterhaltung wird also sofort gestartet, unabhängig davon, ob es nun sinnvoll ist oder nicht.
Wie Du mit diesem Programm sinnvoll umgehst und es einsetzt, das lernst Du aufgrund der Erfahrungen, die Du damit machst und an Verhaltensmustern von anderen.
Dein Triebprogramm wird während deines Lebens, ganz besonders natürlich während deiner Entwicklungsjahre, modifiziert.

Trickreich wie Mutter Natur nun mal ist, hat sie die Ausführung des Programms zur Erhaltung der Art mit Ausschüttung von Glückshormonen gekoppelt, damit Du es möglichst oft mit Spaß an der Freude in Aktionen umsetzt.

Mit welchen auslösenden Reizen dein Triebprogramm gestartet wird, hat Mutter Natur gleich mitprogrammiert und denen bist Du ziemlich hilflos ausgeliefert – Mutter Natur ist die Erhaltung der Art eben sehr wichtig.

Ich bitte aber zu bedenken, dass Mutter Natur auch ihre Launen hat und deswegen gibt es da von Natur aus Unterschiede, sogar sehr gravierende Unterschiede.

Allerdings hat Mutter Natur dir auch bei diesem Programm die Möglichkeit offen gelassen, weitere Reize zu programmieren oder eben auch - manchmal leider unfreiwillig - programmieren zu lassen.

Solche Reize kannst Du jederzeit umprogrammieren - die von Mutter Natur programmierten Reize jedoch nicht, die kannst Du höchstens unterdrücken oder verdrängen, was dir, wie Du bereits am Beispiel des Atemreflex erfahren hast, nur eine gewisse Zeit gelingt.

Folgendes Szenario:

Mann sieht seine Frau im Bad.
Frau liefert Reiz zum Auslösen des Programms zur Erhaltung der Art.
Mann möchte sein ausgelöstes Lustgefüh durch Sex mit seiner Frau befriedigen.
Frau lehnt ab.

Da steht Mann dann also mit seinem Symptom, nämlich seiner Erektion, die Befriedigung verlangt.

Jetzt kann Mann sein Symptom bekämpfen oder ignorieren, was sich natürlich ungünstig auf die männliche Psyche auswirkt und negative Gefühle wie sich abgelehnt zu fühlen, Wut, etc… nach sich ziehen kann.

Diese negativen Gefühle werden wiederum bewirken, dass ein oder mehrere Programme gestartet werden, die Du für solche Gefühle gelernt hast und die dann ein entsprechendes Verhalten nach sich ziehen:

Das Symptom wird verdrängt und unterdrückt:

Mann greift zur Fernbedienung, zum Bier, zur Schokolade oder anderen Ablenkungsmanövern.

Vielleicht legt Mann dann auch selbst Hand an, damit ist das Symptom auch beseitigt, doch das eigentliche Ziel nicht erreicht und der Trieb nicht wirklich befriedigt.

Ursächlich für die Qualen, die Mann erleiden muss, ist hier das Nein der Frau, das negative Gefühle und die damit gekoppelten Programme auslöst.

Will Mann also die ganze Befriedigung mit gutem Sex, dann empfiehlt es sich nach Lösungen zu suchen, die das Nein seiner Frau in ein Ja umwandeln oder Mann programmiert sich um auf ein anderes Objekt seiner Begierde von dem er weiß, dass es ja sagt.

Durch ein Bedürfnis ist ein Symptom entstanden, das Du nur durch lösen oder ändern der Ursache voll und ganz befriedigen kannst - alternative Befriedigung jedoch zieht nur neue Symptome nach sich.

Die Programmiersprache

Ich vergleiche das System Mensch gern mit einem Computer, wobei das menschliche Gehirn der mit Sicherheit leistungsfähigste Rechner der uns bekannten Welt ist, ob und wie Du diese unglaubliche Leistungsfähigkeit nutzt bleibt - unter Berücksichtigung Deiner individuellen Programmausprägungen - dir überlassen.

Du steuerst deine Programme bewusst und unbewusst, kannst sie aber auch bewusst und unbewusst ändern.

Unbewusste Programmänderungen sind bspw. solche, die sich in einem störenden Symptom bemerkbar machen.

Übergewicht ist eine Folge von unbewussten Programmänderungen, denn von Mutter Natur ist dein Übergewicht nicht programmiert.

Einer bewussten Programmänderung geht immer eine willentliche Intention voraus, so wie Du die Intention hast dein Übergewicht zu reduzieren.

Die einzigen Möglichkeiten deines Unterbewusstseins auf sich aufmerksam zu machen und sich auszudrücken sind körperliche Symptome, Gefühle und manchmal auch plötzlich auftretende „geistige" Bilder (bspw. Träume).

Diese Tatsache ist wichtig, denn sie ist die **Program-miersprache** für dein Unterbewusstsein.

Sprich: Du programmierst dein Unterbewusstsein mit Bildern und Gefühlen.

Jetzt weißt Du, warum Du in der Grundschule mit Äpfeln und Birnen rechnen gelernt hast.
Wissen kannst Du nämlich viel einprägsamer mit bildhaften Vorstellungen abspeichern.

Den Schmerz, als Du dir das erste Mal die Finger an der heißen Herdplatte verbrannt hast, hat dein Unterbewusstsein für alle Zeiten gelehrt, dass Körperkontakt mit heißen Dingen Schmerz bedeutet und es gilt diese tunlichst zu vermeiden.
Wer weiß, vielleicht hast Du diese Erfahrung auch schon einmal mit einer Frau gemacht, die Du als „heiß" empfunden hast.

Dein Unterbewusstsein programmierst Du also am sinnvollsten, indem Du es in Bildern, respektive Wortbildern, ansprichst, die Gefühle auslösen.

Ich weiß, dir als Mann mag das mit der Bildersprache ja noch einleuchten, das mit den Gefühlen schmeckt dir sicher nicht so besonders, aber sie sind nun mal eine wichtige Zutat in der Lebenssuppe.

Nur so als Trostpflaster:

Wenn Du dir Gefühle bewusst machst, kannst Du sie auch ändern – das klingt dann doch schon wieder besser – oder?

Real oder irreal – ist deinem Unterbewusstsein doch egal!

Hinter den Bildern, oder auch Visualisierungen, steckt ein höchst interessanter Mechanismus deines Unterbewusstseins:
dein Unterbewusstsein nimmt jeden visuellen Eindruck als real an und genau das machst Du dir beim Programmieren zunutze.

Das hast Du sicher schon erlebt:
Du hast einen Horrorfilm angesehen und an den spannenden Stellen reagierst Du mit Angst und Schrecken. Adrenalin wird in deinem Körper freigesetzt, dein Herz beginnt zu rasen, deine Muskeln spannen sich an, Du machst dich flucht - und angriffsbereit – bis dein Verstand an das Unterbewusstsein meldet:

„Bleib mal locker, das ist nur ein Film.“

Das ist von Mutter Natur mit vollster Absicht so eingerichtet, denn wenn Du bei tatsächlicher Gefahr erst einmal abwägen müsstest, ob es vielleicht nicht doch nur ein Traum ist, könnte es schon zu spät sein.

Die angenehmen Vorteile:

Wenn Du eine aufreizende, unbekleidete Frau auf einem Bild siehst, wird dein Triebprogramm gestartet, obwohl diese Frau real gar nicht vor dir steht – im doppelten Sinn irreal, weil das Bild sicher retuschiert ist und es diese Frau, so wie Du sie gerade wahrnimmst, überhaupt gar nicht existiert – anbetracht der doch sehr angenehmen Gefühle, die dadurch ausgelöst wurden, kann es dir auch herzlich egal sein.

In der Werbung setzt man das Wissen um die Programmiersprache deines Unterbewusstseins gerne ein, aber was heißt hier gerne, ich meine natürlich sehr bewusst.
Du weißt, es funktioniert.

Es wird auch funktionieren, wenn Du für dich selbst diese Programmiersprache einsetzt.
Du bist der Werbungtreibende, der sich selbst nach allen Regeln des Unterbewusstseins seine eigenen Ziele als Produkt verkauft.

ACHTUNG: Erst Ursache(n) lösen!!!!

Das tollste Angebot und die beste Werbung nutzt nix, wenn Du kein Geld hast. Da musst Du erst den Geldmangel lösen – klar???

und so wird abgespeichert:

Ob etwas, das du erlebst in deinem Unterbewusstsein als positives oder negatives Erlebnis abgespeichert wird, entscheidet das Gefühl, das Du im Moment des Erlebens hast.

Erzeugt das Erlebnis ein negatives Gefühl, wird es mit einer negativen Verknüpfung in deinem Gehirn abgespeichert.
Dazu möchte ich erwähnen, dass eine negative Verknüpfung vielfach stärker ist als eine positive Verknüpfung.

Eine negative Verknüpfung besteht aus negativer Energie - Du weißt ja sicher, dass in deinem Gehirn Energien hin und her geschoben werden, die sind ja auch messbar, und dass damit Botenstoffe ausgeschüttet werden, um Reaktionen auszulösen.

Jedes weitere Erlebnis, welches dasselbe Gefühl erzeugt, wird genauso als negative Verknüpfung abgespeichert und mit der bereits bestehenden Verknüpfung verknüpft.
So hast Du im Laufe deines Lebens zu einem bestimmten Gefühl eine ganze Ursachenverkettung, ja sogar ein ganzes Netzwerk aufgebaut, das unaufhörlich auf dein Gesamtsystem einwirkt.

Durchdachte Planung – gestalterisches Geschick

In deinem Unterbewusstsein ist auch dein persönlicher Bauplan festgelegt.
Es ist also schon vor deiner Geburt festgelegt, welche Größe dein edelster Körperteil erreichen wird, auch wenn Du nicht ganz so zufrieden bist und Du ihn gerne etwas größer und dicker hättest, so weißt Du doch, dass Du daran nicht wirklich was ändern kannst.
Du kannst aber das Beste draus machen – Du verstehst sicher wie ich das meine!

So ist das auch mit deiner Statur, der eine ist von Natur aus kräftiger gebaut, der andere schmaler.

Das bedeutet, dass es nur Sinn macht, einen Körper anzustreben, der deinem persönlichen Bauplan entspricht, auch wenn er vielleicht nicht das derzeit vorherrschende Idealbild eines männlichen Körpers widerspiegelt.
Natürlich hast Du einen gewissen Spielraum zur optimierenden Gestaltung.
Ziehst Du es jedoch vor, irgendwelchen Idealvorstellungen hinterher zu hecheln, versuchst Du nur aus deinem Original die Kopie von irgendjemand zu machen.

Egal wie gut eine Kopie ist, sie ist und bleibt „nur"
eine Kopie und bedeutet:

„ lebenslänglich".

Du wirst dich nämlich lebenslänglich quälen müssen,
um Kopie zu sein, statt zu genießen ein Original zu
sein.

Versteh mich nicht falsch, Vorbilder zur Motivation zu
haben macht Sinn.
So sein zu wollen wie ein anderer kann nicht funktionieren und macht darum auch keinen Sinn.

6. Kapitel

Übergewicht ist von der Natur nicht vorgesehen

Hahaha - wenn es kein Übergewicht gibt, kannst Du auch keines haben und die Folgen davon auch nicht... wäre eine zu schöne Logik!

Oder noch besser:

Dich gibt es gar nicht! – Zumindest nicht in deiner übermassigen Unform.

Aber Spaß beiseite:

Denk ´mal kurz nach:

Hast Du schon einmal ein Tier in freier Wildbahn mit Übergewicht gesehen?

Nee, ein Walross hat kein Übergewicht, auch wenn dir das gerade in den Sinn kommt.
Für ein Walross sind die Fettschichten lebensnotwendig – deine Fettschichten sind lebensbedrohlich.

Fette Schweine sind keine Wildschweine, die frei leben und Herr über sich selbst sind, sondern Schweine, die unfrei in Ställen und Gehegen ihr Leben fristen und gemästet werden.

Übergewicht tut sich die Natur nach den Prinzipien der Arterhaltung und des Überlebens einfach nicht an.

Aber jetzt hast Du nun mal Übergewicht, egal, ob das jetzt von der Natur vorgesehen ist oder nicht.
Ich kann dich schon mal trösten – eigentlich ist dein Übergewicht eine natürliche Reaktion und hat für dein momentanes Leben durchaus seine Berechtigung.

Wie kommt´s?

Wie kommt es dann eigentlich zu diesem unnatürlich natürlichen Übergewicht, wenn es denn von der Natur eigentlich nicht vorgesehen ist?

Das liegt am Notzeitprogramm, eines jener Programme aus der Gruppe der lebenserhaltenden Programme des Unterbewusstseins.

Ein Programm, das gestartet wird, wenn dem Körper eine Notzeit in Form von Mangel an Nahrung bevorsteht oder der Körper gerade eine Notzeit hinter sich hat.

Gemäß dem Lauf der Natur haben wir im Winter ein minus an Nahrungsangebot, für den Körper also eine Mangelzeit, die lebensbedrohlich sein kann.
Zur Vorbeugung lagert der Körper im Herbst zur Erntezeit, wenn das Nahrungsangebot am größten ist,

vermehrt in seinen Fettdepots ab, um im Winter davon zehren zu können.

Aus diesem Grund haben unsere Fettzellen die Möglichkeit sich bis zum 200- fachen ihrer Größe zu füllen und sich bei Bedarf zur Ausweitung der Depots zu vermehren.

Eigentlich wird dieses Notzeitprogramm aufgrund des heutigen stabilen Nahrungsangebotes nur in geringem Umfang gestartet, um kleinere Essensdefizite auszugleichen.

Eine Diät allerdings ist für den Körper gleichbedeutend mit einer Mangelzeit, einem harten, strengen Winter.
Sobald das Nahrungsangebot wieder "normal" ist, wird das während der Mangelzeit Aufgebrauchte ersetzt und das Lager für die nächste Mangelzeit erweitert.

Die bereits vorhandenen Fettzellen werden nicht nur mit dem aufgefüllt, was Ihnen in der Mangelzeit abverlangt wurde, sondern das ganze Lager wird vorsichtshalber vergrößert.
Die Fettzellen werden so prall wie möglich gefüllt und unter Umständen noch mehr Fettzellen angelegt — wohlbekannt als Jo-Jo-Effekt.

Da hast Du nun gedarbt, Selbstdisziplin bis hin zur Geißelung, bis zum Umfallen gejoggt – und das Ergebnis:

Hurra, ich habe zugenommen!!

Ziemlich niederschmetternd, vor allem, weil dann logischerweise die nächste Diät folgt mit demselben Ergebnis ...usw....

Das erklärt die verzweifelte Aussage vieler meiner Klienten und Klientinnen:

"ich habe schon so viele Diäten gemacht, alles versucht und nehme immer mehr zu."

Das Gemeinste ist, dass der Körper dann so auf - "alles ab ins Lager"- programmiert ist, dass auch wenig essen nicht zum gewünschten Erfolg verhilft – gnadenlos wird alles abgespeichert, was unter anderen Umständen vielleicht einfach ausgeschieden würde, zusätzlich wird eingespart wo immer es geht.

Ein Dasein als Couchpotato scheint unausweichlich.

Eine Klientin hat mir mal berichtet, dass bei ihr selbst Fasten in einer Klinik ohne Erfolg blieb.

Doch eine Diät ist nicht der einzige Mangelzustand, der den Körper veranlasst seine Depots zu erweitern.

Mehr dazu im Kapitel "warum oder warum nicht? – das sind hier die Fragen!"

7. Kapitel

Fettzellen – unbeliebt, aber lebensnotwendig.

Eines der Klischees über die Gattung Mann ist wohl ihr Interesse an Technik, vor allem was Autos betrifft.

Allerdings - über die Technik des Fahrzeuges, auch Körper genannt, das Dich durch´ s Leben befördert und ohne das Du gar nicht existent wärst, weißt Du meiner Erfahrung nach herzlich wenig.
Du benutzt es halt und machst dir die Wartung und Pflege so einfach wie möglich.

Einer meiner Klienten vermutete seine Prostata mal irgendwo Richtung Eichel….ich denke das bedarf keiner weiteren Worte.

Es lohnt sich aber, dir Wissen über die Technik deines Fahrzeuges -genannt Körper- anzueignen, denn Wissen verschafft dir auch in diesem Falle einen klaren Vorteil, der dein Leben wert sein kann.
 Also – überleg ´mal kurz:

Was weißt Du über Fettzellen, außer, dass sie als sehr unbeliebt gelten?

Wusstest Du, dass die sich vermehren können?

Wusstest Du, dass Fettzellen nicht verschwinden, sondern nur geleert werden?

Weißt Du, dass deine Fettzellen Energielager sind?

Weißt Du denn überhaupt, was in deinen Fettzellen so drin ist?

Da steckt bedeutende Bewegung drin:

In jeder Fettzelle befindet sich ein Öltropfen als Energiespeicher für Mangelzeiten.

Ständig werden im Fettgewebe je nach Bedarf Fette auf- und wieder abgebaut.

Die Grundbausteine sind Fettsäuren, aus denen alle Fette zusammengesetzt sind, vielleicht kommt dir ja jetzt die Omega- III- Fettsäure, vor allem bekannt aus der Werbung, in den Sinn.

Also:

Das Fett, das in den Burgern ist, die Du in dich reinschaufelst, werden nach erfolgreichem Verdauungsprozess als Fettsäuren frisch aus deinem Blut geholt und in der Zelle zu Fetten zusammengebaut und gelagert.

Alles, was die Zelle speichert, macht die Zelle erst mal größer.

Brauchst Du die Energie aus der Fettzelle, werden Enzyme aktiviert, die das abgespeicherte Fett wieder in seine Bestandteile als Fettsäuren zerlegen und zurück ins Blut schleusen – und dir die Energie liefern, die Du gerade benötigst.

Die Zellen, die geliefert haben, werden folgerichtig erst mal wieder winzig klein.

Die Gewinnung von Energie aus den Fettzellen ist für den Körper ein recht aufwändiger Prozess und so greift er zur Energiegewinnung lieber auf das Verbrennen von Kohlehydraten zurück.

Den Werbeslogan eines Schokoriegels kennst Du sicher: „…..bringt verbrauchte Energie sofort zurück.“

Dein Körper greift allerdings nicht gerne auf sein Lager zurück, denn das Lager ist sein Rettungspaket – den Begriff „Rettungsring“ als liebevolle Umschreibung für Bauchspeck gepaart mit Hüftspeck kennst Du sicher auch.
Erweist sich dieser „Rettungsring“ als unnötig – der Grund für den Rettungsring ist „erledigt“ – wird dein Körper dieses überflüssig gewordene Depot gerne auflösen.

Muss ich erwähnen, dass dein Körper auch im Ruhezustand Energie verbraucht?- Ja, besser ist es wohl:

Also, dein Körper verbraucht im Ruhezustand auch Energie, für Körperfunktionen wie atmen, verdauen, denken, und noch ganz viele mehr.
Das nennt man Grundumsatz – im Übrigen ist dein Grundumsatz höher, je mehr Muskelgewebe Du hast.

So ungefähr hast Du das sicher gewusst, was Du vielleicht noch nicht weißt, ist die Tatsache, dass dein Fettgewebe eine schwer arbeitende, gewichtige Chemiefabrik ist.

Ihre Produkte, wie Hormone, Entzündungsstoffe und Botenstoffe und viele weitere Substanzen, die hier zusammengesetzt oder umgebaut werden, haben weitreichenden Einfluss auf deinen Stoffwechsel.

Sie üben Einfluss aus auf die Funktion des Gehirns, der Leber, der Bauchspeicheldrüse und des Immunsystems.

Ein Beispiel für die Wichtigkeit:

Erst ab einer bestimmten Körperfettmasse setzt die Pubertät ein.

Wenn zu wenig Fettmasse schon die ganze Pubertät verzögern kann, dann kannst Du dir ja mal ausmalen, was ein zuviel an Fettmasse wohl noch so alles anrichten könnte, außer eingeschränktes Sexvergnügen und Unförmigkeit.

Die hässlichen Wörter „Fettleber" und „Herzverfettung" will ich dir jetzt grad ´mal um die Ohren hauen.

Die Fettzellen selber verschwinden also gar nicht, sondern können nur geleert werden, indem der Inhalt abgebaut wird.

Sind alle vorhandenen Fettzellen bereits prall gefühlt, dann vermehren sie sich einfach und sind sie dann da, klammern sie sich auch an ihr Leben, sprich:

Sie bleiben, außer sie werden durch grausame Eingriffe zwangsentfernt, was die verbliebenen Fettzellen aber ganz und gar nicht daran hindert sich wieder zu vermehren, außer natürlich, der Grund oder die Gründe für diese übermäßige Lagerhaltung wurden vorher gelöst und man hat sich auch sonst auf den neuen Zustand mental vorbereitet. In Deinem persönlichen Bauplan ist eine Anzahl von Fettzellen festgelegt, die notwendig ist, um dein System optimal in Gang zu halten.

Du hast da zwar einen gewissen Spielraum, den Du aber nicht überschreiten oder unterschreiten solltest, wenn Du unangenehme Folgen vermeiden willst.

8. Kapitel

Das Energielager, der heilige Gral deines Körpers

Auch wenn dir deine Männlichkeit als größtes Heiligtum deines Körpers erscheint, die oberste Priorität für deinen Körper und deine Seele/Unterbewusstsein ist immer genügend Energie auf Lager zu haben, um zumindest die lebenserhaltenden Funktionen aufrecht erhalten zu können.

Dein Körper wacht akribisch über seine Depots und schlägt sofort Alarm, wenn seine Energiebilanz nicht ausgeglichen ist.

Stell´ dir das ungefähr so vor:

Alles an Nährstoffen, Vitaminen, Mineralien, Wasser und was unser Gesamtsystem sonst noch auf Lager hält, wird ständig gelistet.

Es wird fortlaufend registriert was angeliefert wird und ausgeliefert wird und geschätzt, wie viel als dein Grundumsatz mindestens verbraucht wird.

Ein gewisser Grundbestand, der auf Erfahrungswerten Deines bisherigen Lebens basiert, wird als Reserve permanent auf Lager gehalten.

Dein Körper macht durch Signale wie Hunger und Durst auf die Notwendigkeit schnellstmöglicher Energiezufuhr aufmerksam.

Wie bei einer Benzinanzeige im Auto, da leuchtet auch ein Lämpchen auf als Signal zur Reserveanzeige. Ja, ich weiß, es ertönt in vielen Autos ein zusätzliches akustisches Signal zusammen mit einer Textanzeige im Display.
Diese Signale werden penetranter, je weiter der Pegel der Reserve sinkt.

Müdigkeit und Unlust, die uns ausbremsen, können schon unbewusste Maßnahmen sein, den Energieverbrauch zu drosseln, um den Grundbestand länger aufrecht erhalten zu können, so wie Du beim Auto fahren die Geschwindigkeit und die Drehzahl drosselst, damit der Inhalt des Reservetanks auch sicher für die Strecke bis zur nächsten Tankstelle reicht.

Bleiben diese Signale unbeachtet, folgen weitere Signale körperlicher und/oder emotionaler Dissonanzen.

Beachte:

Im Umkehrschluss reagiert dein Körper bei jedem zuviel ebenso mit Signalen!

Das kennst Du sicher aus Deiner Kindheit – hast Du an Weihnachten zuviel genascht, hat sich dein Körper sehr schnell mit Übelkeit und Erbrechen gewehrt.

9. Kapitel

Übergewicht ist ein Symptom

Das will ich jetzt auch noch mit dir klären, damit Du die Strategie auch wirklich richtig verstehst:

Übergewicht ist ein Symptom und jedes Symptom wird verursacht, so, wie ein Virus das lästige Symptom Schnupfen verursachen kann.

Bekämpfst Du nur den Schnupfen, bleiben die Viren und verursachen fleißig weitere Symptome.
Und wenn Du nicht aufpasst, hast Du dann keinen Schnupfen mehr, dafür aber eine Herzmuskelentzündung, was auch schon manch´ einen Leistungssportler lahm gelegt hat.

Gut – für dich ist jetzt logisch, dass man die Viren bekämpfen und das Immunsystem stärken muss, nun ja, das ist auch logisch, aber noch logischer ist natürlich zu ergründen, weshalb dein Immunsystem so geschwächt war, dass die Viren freien Eintritt hatten, damit Du diesen Schwächefaktor, der schon in zu wenig Schlaf begründet sein kann, künftig ausschließen kannst.

Ich wiederhole:
Bekämpfst Du nur das Symptom, so bleibt die Ursache bestehen - das Symptom kommt zurück oder - und das ist das teuflische - Du bekommst ein anderes Symptom – bekannt als Symptomverschiebung.

Klassisches Beispiel für Symptomverschiebungen sind ehemalige Raucher, die sich mit viel Willenskraft von der Zigarette losgesagt haben, dafür aber an Körpergewicht enorm zugelegt haben.

Rauchen gilt ebenfalls als Symptom und hat ebenfalls eine Ursache, die mit Rauchen kompensiert wird.
Fällt das Rauchen weg, sucht sich die Ursache in erhöhter Nahrungszufuhr und Erweiterung der Fettdepots eine neue Möglichkeit zur Kompensation der Ursache.

Die drastische Gewichtszunahme nach der Raucherentwöhnung ohne Ursachenlösung ist jedoch nur das bekannteste Symptom – vielleicht hast Du so was ähnliches schon mal gehört:

„Jetzt hat er endlich mit dem Rauchen aufgehört und da rafft ihn ein Magengeschwür dahin.“

Es geht nicht um die Tatsache, dass Du vielleicht zuviel isst und dich zu wenig bewegst,
sondern:

Warum Du zuviel isst und dich zu wenig bewegst.

Warum Du dich selbst so wenig magst, dass Du dich ständig in der einen oder anderen Form selbst bekriegst.

Sind die Ursachen gelöst und hast Du dir neue Sicht- und Denkweisen über dich und deine Vorgänge im Körper angeeignet, beginnst Du auf eine für dich optimale Art und Weise überflüssig gewordenes Fett abzubauen.
Du wirst völlig leicht und mühelos zu einer „normalen", für deinen Körper von der Natur vorgesehenen Lagerhaltung von Fettreserven zurückkehren:
Du richtest dich automatisch auf deinen persönlichen für dich von der Natur vorgesehenen Bauplan aus.

10. Kapitel

Zur Lösung per Express

Mach´s doch in Hypnose!

Die Alarmglocken, die jetzt bei dir anfangen zu schrillen, kann ich fast schon hören.

Willenlos und **Manipulation** sind die Schlagwörter, die jetzt durch deinen Kopf geistern.

Oh Mann, wenn ich das könnte, dich zum willenlosen Opfer meiner Manipulationsabsichten zu machen!

Glaube mir, dann hätte ich dieses Buch nicht geschrieben, sondern säße schon längst Cocktail schlürfend irgendwo in der Karibik oder würde mich ausgiebigen Shoppingtouren in den Weltmetropolen hingeben.

Außerdem:

In der Einleitung habe ich über das Prinzip der Analogie geschrieben.

In dem Fall würde sich das Prinzip der Analogie so auswirken:
„Man bekommt alles im Leben doppelt und dreifach zurück.“

Das könnte dann bedeuten, dass mich in der Karibik eine Alkoholvergiftung dahinrafft, oder ich bei einer Shoppingtour einem Herzinfarkt erliege.

Leider glauben die meisten Menschen immer noch Hypnose ist Magie und Hypnotiseure sind Zauberer und Hexen.
Da hatte ich mal so einen typischen Fall:

Im Verlauf eines Erstgesprächs zur Gewichtsreduktion erklärte mir mein Gegenüber:

„ Also, mein Kollege, der war in der Schweiz zur Hypnose, hat da 300 Euro auf den Tisch gelegt und raucht seither nicht mehr."

Ich fragte ihn daraufhin, ob er sich denn jetzt vorstelle, er würde mir 300 Euro auf den Tisch legen und er würde dann nach der Sitzung 30 Kilo leichter nach Hause gehen.

Er antwortete mir prompt, ja, so ähnlich hätte er sich das vorgestellt.

Sorry, so gern ich dir das versprechen würde….seufz…

„Bei mir funktioniert das nicht."

Das ist sicher auch so ein Gedanke, der dir durch den Kopf geht.

Genau genommen bezeichnet Hypnose aber lediglich einen Bewusstseinszustand, in dem deine Gehirnfrequenzen sich in der Bandbreite zwischen dem Alpha- und Thetazustand bewegen.

Du siehst also, Hypnose ist sogar messbar und dann hat sie schon so gar nichts mysteriöses mehr – oder?

Im *Betabereich* ist deine Gehirnfrequenz im normalen Wachbewusstsein, deine Konzentration richtet sich auf das Geschehen um dich herum.
Du bist gespannt und in Bereitschaft, gegebenenfalls zu flüchten oder anzugreifen.

Im *Alphabereich* bist Du entspannt, körperlich, sowie geistig. Du bist offen für Informationen, dein Gedächtnis abzurufen, schöpfst aus deinen kreativen Möglichkeiten, deiner Phantasie und deiner Intuition.
In diesem Frequenzbereich lernst Du am schnellsten, erinnerst Dich am besten und hast großartige Ideen.
Das "Vor–sich–hin– dösen" kann also durchaus produktiv zur Zielerreichung eingesetzt werden.

Im *Thetabereich* befindet sich deine Hirnfrequenz z.B. während des Einschlafens.

Auch beim Tagträumen, wenn Du völlig in dich versunken bist.

Deine Konzentration ist dabei weitestgehend auf dein Inneres Geschehen konzentriert.

Im *Deltabereich* schläfst Du oder bist in extrem tiefer Trance.

Das waren in Kürze die vier wichtigsten Bereiche deiner Gehirnfrequenzbereiche.

Anmerkung:

Egal in welchem Bewusstseinszustand Du jeweils bist, immer ist es ein wellenförmiger Zustand, niemals ein starrer und das ist auch gut so.

In einem starren, gleichförmigen Bewusstseinszustand wäre nur eine Null-linie messbar, die selten etwas Gutes bedeutet.

Die bekannteste Null-linie ist die auf einem Herzfrequenzmonitor, die in Filmen gerne dramaturgisch in Szene gesetzt wird...was die bedeutet, weißt Du ja!

Zur Lösung per Express

Jedenfalls eignet sich dieser Zustand der Hypnose hervorragend, um mit Kommunikationstechniken sehr effektiv und superschnell Ziele zu definieren und zu programmieren, Ursachen zu erkennen und zu lösen.

Die Programmiersprache des Unterbewusstseins und die Kenntnisse um die Mechanismen des Unterbewusstseins können in Hypnose noch wirkungsvoller zur Zielerreichung eingesetzt werden.

Hypnose öffnet dir sozusagen Tür und Tor, um direkt mit deinem Unterbewusstsein zu kommunizieren.

„Probleme können nicht auf derselben Bewusstseinsebene gelöst werden auf der sie entstanden sind."
(Albert Einstein)

So schnell bist Du drin

Es ist recht einfach, deine äußere Wahrnehmung weitestgehend abzuschalten und deinen Focus auf dein inneres Erleben zu richten, dich in Hypnose zu versetzen:

Stell dir vor:

Du liegst ganz entspannt auf deinem Sofa, lässt deine Gedanken schweifen….vor deinem geistigen Auge taucht einer dieser heißen, roten, italienischen Kult-sportwagen auf.
Du bist begeistert vom glänzenden Lack…
…dem spiegelnden Chrom…
…öffnest die Tür…
….oh nee!...Stopp!...geht ja gar nicht!
Du passt ja gar nicht rein!
…und selbst wenn, das Fahrvergnügen hätte so ein kleine bisschen den Beigeschmack von Ölsardine in der Dose…

Ich gebe zu, das war ein bisschen gemein.

So fühlt es sich an

Erinnerst Du dich?

Früher in der Schule, träumen während des Unterrichts, so ganz plötzlich und natürlich völlig unbeabsichtigt - Neeiin, nicht etwa aus Langeweile oder Desinteresse - sind da die Gedanken abgedriftet, zu irgendeinem Fußballspiel...zum Nachmittag mit den Kumpels...vielleicht warst Du auch gerade ein bisschen verliebt....hast dir mögliche und unmögliche Dinge vorgestellt...jedenfalls warst Du mit deinen Gedanken und Emotionen überall – nur nicht bei dem, was gerade im Unterricht abging.
Du hörtest zwar die Stimme deines Lehrers, doch die war gerade so schön weit weg.
Dieser verträumte Zustand, den man dir auch deutlich ansehen konnte, mit diesem abwesenden Blick, je nachdem vielleicht mit einem kleinen Lächeln, wurde mit energischem Aussprechen deines Namens seitens des Lehrers oft ziemlich abrupt beendet.
Hattest Du Glück, war es die Schulglocke, die Dich aus deiner Trance geläutet hat.
Verliebte, die sich knutschend umklammern, befinden sich auch in einem hypnotischen Bewusstseinszustand – die können erst an der Endstation merken, dass sie vergessen haben aus dem Bus zu steigen.

Intensiver Sex kann dich auch schon mal die Uhrzeit vergessen lassen – ist ja auch mal ganz schön, die schnöde Welt auf diese Art einfach auszublenden.

So schnell bist Du raus

Mir wurde mal die Frage gestellt, was denn passieren würde, wenn mich während einer Sitzung der Sekundentod ereilen würde.

In einem solchen Fall, der hoffentlich niemals eintritt, würdest Du nach ein paar Minuten, in denen Du nichts von mir gehört hast, einfach deine Augen öffnen und zu deinem Wachbewusstsein zurückkehren – aufgrund meines leblosen Anblicks würde das sogar recht schnell sein.

Sollte für Dich während der Sitzung eine Gefahr für Leib und Leben entstehen, wärst Du auch in Bruchteilen von Sekunden wieder voll da.

Ja, Du kannst dich erinnern

Natürlich kannst Du dich an die Sitzung erinnern, das sollst Du auch, denn schließlich soll auch dein Verstand (Geist) alles mitbekommen, damit er die Veränderungen nachvollziehen kann und nicht aufgrund völliger Unkenntnis sein Veto einlegt und die Veränderungen boykottiert.

Zauberformeln

Suggestionen, im Zustand der Hypnose richtig eingesetzt, erweisen sich als wahre Zauberformeln und sind mächtige, unverzichtbare Wort-Werkzeuge, um deine Zielumsetzung zu beschleunigen.

Suggestionen werden in der Sprache des Unterbewusstseins formuliert.

Sie werden immer positiv, in Ich-Form und in der Gegenwart formuliert.

Suggestionen können kurze Sätze oder kleine Geschichten sein.

Immer haben Sie dein Ziel und deine erarbeiteten Erkenntnisse zum Inhalt:
Beispiel:
„Ich bin ein schwungvoller, aktiver Typ."
statt:
„Ich bin kein Couchpotato mehr."

Wenn Du jetzt auf die Idee kommst, die Strategie abzukürzen, indem Du dich einfach nur auf Suggestionen beschränkst, muss ich dich leider desillusionieren:

Das wäre so, als würdest Du einen Misthaufen mit Blättern abdecken, damit er nicht mehr stinkt.

Kommt aber ein Windstoß – und Windstöße gibt es nun mal im Leben – fliegen die Blätter weg und der Misthaufen stinkt mehr als vorher.

Krempel also die Ärmel hoch, pack´ die Schaufel und räume den Misthaufen weg, dann können die Suggestionen wie Samen auf fruchtbaren Boden sinken und sich zu wunderbaren Pflanzen entwickeln.

11. Kapitel

Verblüffend von Anfang an

Deine friedliche Strategie beginnt nicht wie Du vielleicht vermutet hast damit, die Ursache aufzustöbern, sondern mit einer Frage, die für dich zunächst als einfach zu beantworten erscheint – aber wart´ nur mal ab!

„Was willst Du eigentlich?"

Ja, tut mir ja auch leid, ich weiß, lieber würdest Du jetzt sofort über mögliche Ursachen und Lösungen lesen, statt so „einfache" Fragen zu beantworten.

Nur – bevor Du beginnst, den Keller für ein Haus auszuheben, solltest Du vorher schon die Bodenbeschaffenheit kennen und einen Plan haben wie das Haus sein soll – nicht wahr?

Und: Wenn deine Geilheit auf eine ganz bestimmte Frau gerichtet ist, bringt es dir nur die halbe Befriedigung, wenn Du einfach irgendeine vögelst.

Also:

Was genau willst Du?

…Ich grinse gerade, wenn ich mir deinen Gesichts-
ausdruck vorstelle – in Gedanken bist Du gerade wohl
ein bisschen abgeschweift…

Noch mal:

Was genau willst Du?

Beachte dabei:

„Was Du **willst,** bewirkt die Veränderung und nicht
das, was Du **nicht mehr willst.**“

Stell dir vor, Du gehst zum Bäcker und erklärst, welche Brote und Brötchen Du nicht willst…

Wir wissen immer nur allzu gut, was wir nicht wollen,
oftmals ist uns aber völlig unklar was wir stattdessen
wollen.

Du willst keine Diät mehr machen, Du willst keine
Wampe mehr haben – okay – aber was willst Du
stattdessen?

Eine kleine Vorstellung dessen, was Dich erwartet, wenn Du zu einem Vorgespräch zu mir in die Praxis kommst:

Gespannt und oftmals auch leicht nervös - vor allem die Männer - sitzen die Menschen vor mir und mustern mich gebannt.

Was sie da sehen ist klein, blond und recht locker, was im ersten Moment nicht unbedingt für Kompetenz spricht, aber - und das weckt wieder Vertrauen - ich lächle, und:

Ich bin wirklich schlank!!!

Meine erste Frage ist immer dieselbe:
„Was möchten Sie?"

Die Antwort ist meistens auch immer dieselbe:
„Ich möchte abnehmen."

Mit meiner nächsten notorischen Standardfrage:

„Was möchten Sie denn abnehmen, Ihre Kette, Ihre Uhr...?",

ernte ich in aller Regel verblüffte, leicht verärgerte oder auch verständnislose Blicke...also warte ich nicht weiter und starte gleich mit der Erklärung:

„Ihr Unterbewusstsein verbindet mit dem Wort „ab-nehmen" mehrere Bedeutungen und wenn Sie nur sagen oder denken „ich will abnehmen", dann hat Ihr Unterbewusstsein keine klare Anweisung und wird logischerweise auch nicht reagieren."

Mit euch Männern ist das ja genauso, ohne klare, konkrete Anweisung reagiert ihr auf Frauenwünsche erst mal lieber nicht – nur – und das kreide ich euch an:

Ihr könntet ja auch mal nachfragen!

Also frage ich den Menschen vor mir was er eigent-lich genau abnehmen will.

Die Antworten, die ich darauf fast immer bekomme, sind:

- Ich möchte Gewicht abnehmen/verlieren
- Ich möchte ein paar Kilos abnehmen/loswerden

aha!!!

Ich bin berüchtigt für meinen Sarkasmus und meine Direktheit und so verkneife ich mir in den seltensten Fällen die Bemerkung:

„Sie können sich ja die Haare schneiden oder die Fin-gernägel, oder sich überlegen, ob es in Ihrem Körper sonst noch etwas gibt, das Sie nicht zwingend benöti-gen und schon haben Sie weniger Gewicht."

....nun ja, die Reaktionen sind hier recht unterschied-
lich, jedenfalls ziemlich verständnislos, aber ich bohre
weiter, bei jedem, auch wenn ich Gefahr laufe verärgerte Fluchtgedanken auszulösen, aber es ist nun mal
so:
Ich muss schon genau wissen was und wie ich etwas
will!!!

Erleichtert kommt dann der Einwurf meines Gegen-
übers:

„Ich will genau 10 Kilo abnehmen."

Es folgt die nächste Verblüffung:

Ich erläutere:
Ganz global geht es bei der Arbeit in meiner Praxis
nicht um eine bestimmte Anzahl von Kilos, die man in
einem gewissen Zeitraum weniger wiegen möchte.
Das wäre ein Druck, der zwangsläufig einen Gegendruck zufolge hätte.
Es geht vielmehr darum, sich grundsätzlich in seinem
Leben wohler zu fühlen, was folgerichtig auch bedeutet, frei von störendem Übergewicht zu sein.
Das ist dann wieder logisch und ich ernte Zustim-
mung.

Anmerkung:

Wie Du noch verstehen wirst, ist für dein Unterbewusstsein und deinen Körper das für deinen Verstand
überflüssige Fett alles andere als überflüssig.

Sehr beliebt ist auch die Antwort:

„Ich muss ein paar Kilo verlieren." – Hey, da wurde dir als Kind doch eingebläut, dass Du nichts verlieren sollst?

„Der Bauch muss weg" - auch so ein velgesagter Irrsatz für dein Unterbewusstsein.

Kleiner Denkanstoß:

Was bitte machst Du mit deinen Organen, wenn dein Bauch weg ist? - Irgendwie verteilen und die Wirbelsäule ist schutzlos ausgeliefert?

Und noch eine Frage dazu, weil´ s gerade so schön passt:

Was bitte sollen deine Organe machen, wenn ihnen all die Fettzellen den Platz rauben?

„Ich möchte (wieder) schlank sein",
ist auch ein häufig geäußerter Wunsch.

Kannst Du dir die Frage schon denken, die ich dann natürlich unweigerlich stelle? Nein? Na dann:

Was genau bedeutet für dich schlank sein?

Für diejenigen, die **wieder** schlank sein wollen, ist die Antwort recht einfach, meistens lautet sie:
" ich möchte wieder so aussehen wie damals als… "

Einfach:
Weil diese Klienten ein recht genaues Bild davon haben, wie sie figürlich aussehen wollen.

Schwierig:
Weil sie die bittere Pille schlucken müssen, dass sie denselben Zustand nie wieder herstellen können und es auch gar nicht wünschenswert ist, denn mit an Sicherheit grenzender Wahrscheinlichkeit bestand zu dieser Zeit bereits die Ursache für das spätere Übergewicht, das wäre also nur so etwas wie zurück zum Anfang und dasselbe noch mal von vorn.

Schwieriger wird es bei denjenigen, die seit der Kindheit Übergewicht mit sich rumschleppen.

„Eigentlich war ich nie schlank" – und hier ist die Antwort auf die Frage was schlank sein für denjenigen bedeutet schon durchaus schwieriger, denn es ist schwer sich etwas vorzustellen, was man nie gekannt und gefühlt hat.

Mehr oder weniger schnell komme ich mit den Menschen, die da vor mir sitzen, zu dem Schluss, dass die Formulierung:

„ich möchte weniger Körpergewicht."

Zunächst einmal die wohl sinnvol ste ist.
Dieses **zunächst einmal** ist wichtig, denn wir sind hier erst am Anfang der Zielklarheit.

Die richtige Formulierung ist bei jedem Schritt sehr wichtig!!!

Alle, die irgendwie schon vom „wünschen vom Universum" gehört haben, werden nun zustimmend nicken.
Unser Unterbewusstsein ist unser eigenes inneres Universum, das nach denselben Gesetzmäßigkeiten funktioniert wie das äußere Universum.

Ist unser inneres Universum richtig instruiert, sendet es unbewusst die richtigen Energien an das äußere Universum, das dann mit den gewünschten Energien in unsere Richtung reagiert.

Es kommt noch schlimmer:

Warum möchtest Du weniger Körpergewicht?

Wenn ich nicht weiß warum, warum sollte ich es dann tun?

Wegen der Gesundheit, weil ich mich dann wohler fühle, weil ich andere Kleidung tragen kann, etc..... .

Zu diesen Fragen folgt logischerweise der Konter:

Und was genau bedeutet „Gesundheit"?

Und was genau bedeutet es „andere Kleidung tragen"?

Gibt es noch mehr Gründe?

Was konkret wird denn dann in deinem Leben besser?

Um es gleich vorweg zu nehmen:
Schlanker werden zu wollen, weil dein Lebenspartner oder sonst wer dich für zu dick befindet und dir damit in den Ohren liegt, funktioniert nicht, denn das ist auch wieder ein Druck, auf den wir gesetzmäßig mit Gegendruck reagieren.

Du wirst auch nicht mehr geliebt, weil Du schlanker bist, sondern weil Du dich dann selbst mehr liebst

und diese Ausstrahlung dich einfach anziehender macht.
Trugschluss, wenn Du denkst, damit sind die lästigen Fragen nun endlich beantwortet.

Schaffst Du es in die erste Sitzung bei mir, werde ich dir all die Fragen, in Hypnose noch mal stellen und dann werden wir wissen, ob dein Geist auch wirklich dasselbe will wie dein Unterbewusstsein. Welche Farbe hat das Fragezeichen, das dir jetzt im Gesicht steht?

Ich erkläre es dir an einem Beispiel:

Eine Frau, Anfang 20, kam in meine Praxis und erklärte mir, sie hätte bereits 20 Kilo abgenommen und würde jetzt gerne mit Unterstützung von Hypnose noch weitere 10 Kilo abnehmen.
Als ich ihr die berüchtigte Frage, was genau sie denn will, in Hypnose nochmals stellte, platzte sie heraus, dass sie endlich anfangen muss zu studieren, sie sei ja in ihrem Job völlig unterfordert und sie will endlich von zuhause ausziehen, am besten in eine WG.

Verstehst Du jetzt?

Ich gebe dir noch ein Beispiel:
Dümpelst Du in einer unbefriedigenden Lebenssituation, wie in einem ungeliebten Job oder einer kaputten Beziehung, kann schon eine Veränderung deiner Lebenssituation zur gewünschten Gewichtsreduktion führen.

Den weiteren Verlauf der Sitzung bestimmt diese Antwort während der Sitzung.

Ich gestalte keine Sitzung mit Rückschlüssen aus dem Vorgespräch.

…und wenn ich mir 1000 – prozentig sicher zu sein glaube, die Ursache für dein Gewichtsproblem zu kennen – so kann ich doch auch völlig daneben liegen, der einzige, der das wirklich weiß bist Du, auch wenn es Dir jetzt noch nicht so ganz bewusst ist.

Der Therapeut kann Recht haben – der Patient hat immer Recht.

12. Kapitel

Warum oder warum nicht?
- das sind hier die   Fragen!

So – endlich, das Kapitel über mögliche Ursachen für dein schwergewichtiges Dasein.

Sicher bist Du schon neugierig wer oder was Schuld an deinem schwergewichtigen Dasein ist.

Tja, aber nix und niemand ist dran schuld, nicht deine Mama, die immer so gut gekocht hat und auch nicht dein Papa, der dich immer so unter Druck gesetzt hat – Bier und Schokolade erst recht nicht.

Du bist auch nicht schuld, aber verantwortlich.

Mit Vollendung deines 18. Lebensjahres bist Du für dich und dein Leben verantwortlich.

Ist aufgrund einer anderen Person oder irgendwelchen Umständen in der Vergangenheit etwas schief gelaufen, so obliegt das jetzt ausschließlich deiner Verantwortung.

Schuldzuweisungen sind beliebte Rechtfertigungen.

Jetzt verantwortlich, es jetzt zu ändern bist Du, Du und noch mal Du und niemand sonst.

Der, die, das ist ursächlich mag ja für die Vergangenheit stimmen und Du darfst dich gern auf dem Sofa der Vergangenheit ausruhen, denn Du bist ja nicht schuld...nur ändern wird das an deiner Situation rein gar nichts.

Kommen wir also zum bedeutungsvollsten Teil, dem
Teil, der Dich vielleicht schaudern lässt, der dein Herz
still stehen lässt, der Aha-Effekte erzeugt:

Die Ursache - „warum-wieso-weshalb"

Natürlich gibt es nicht die eine einzige Begebenheit
als Ursache, das wirst Du dir auch schon gedacht haben.

Vielmehr sind es Ursachenverkettungen.
Ich will dir mal kurz an einem einfachen Beispiel ver-
bildlichen, was Du dir darunter vorstellen kannst:

Ich hatte einen Klienten, der immer, wenn er sich,
egal ob von bestimmten Personen oder vom Leben
an sich, schlecht behandelt gefühlt hat, das Bedürfnis
hatte zu essen.
Gelernt hat er das bei seiner lieben Omi, die immer
den netten Spruch auf Lager hatte:

„Kind, iss' erst mal was, dann geht es dir besser."

Jetzt nicht gleich denken: Ja, den Spruch kenne ich,
den habe ich in meiner Kindheit auch oft zu hören
bekommen, dann weiß ich ja jetzt warum ich Übergewicht habe.

Denn:

1.
nur weil Du den Spruch kennst, heißt das noch lange
nicht, dass er ursächlich für dein persönliches Übergewicht ist.
2.
Es ist meistens nicht nur eine Ursache oder Ursachenverkettung, sondern die Kombination aus meh-
reren
3.
Es kommt immer darauf an, auf welchen Boden dieser Spruch gefallen ist, also wie das Unterbewusstsein
diesen Spruch aufgrund der bisherigen und zukünfti-
gen Erfahrungen bewertet und zuordnet.

Es gibt ihn einfach nicht den **Casus knaxus**, den einen
einzigen Grund – leider, aber sei getröstet, so eine
Ursachenverkettung ist schnell zerschlagen, mehr
darüber im Kapitel Lösung.

So – und jetzt stell dir die Ursachenverkettung, die
dafür sorgt, dass Du unkontrolliert oder viel zu viel
isst, mal als Perlenkette vor.
Diese Perlen sind Verknüpfungen mit negativer Energie aus Erfahrungen, die in irgendeiner Form bei meinem oben erwähnten Klienten das Gefühl schlecht
behandelt zu werden ausgelöst haben.
Wurde sein Kollege in der Kantine mit dem vermeintlich größeren Schnitzel bedacht, bekam seine Perlenkette ein weiteres Perlchen dazu.

Die Kette wird aufgrund dieses Zuwachses aktiviert, beginnt zu wirken und schwups! hatte er die Schokoriegel aus seiner Schreibtisch-Schublade schon vertilgt.

Bedenke:

Es spielt für dein Unterbewusstsein überhaupt keine Rolle, was dein Verstand dazu sagt.
Der Auslöser kommt und bevor Du noch einen rationalen Gedanken fassen kannst, ist das Programm schon unaufhaltsam aktiviert.

UND JETZT DIE SENSATION:

wahrscheinlich wirst Du im ersten Moment denken:

„Die blöde Kuh – jetzt widerspricht sie sich selbst."

Und da widerspreche ich jetzt deinem Gedanken – ich widerspreche mir nicht, aber ich gebe dir mit einem veschmitzten Grinsen Recht, manchmal bin ich wirklich eine blöde Kuh…hätte ja gleich schreiben können:

MANGEL ist immer Ursache für das Symptom Übergewicht.

An unserem obigen Beispiel heißt das:
Das Gefühl schlecht behandelt worden zu sein, heißt auch gleichzeitig Mangel an guter Behandlung oder Mangel an positiver Aufmerksamkeit.

Etwas Negatives ist immer auch ein Mangel am positiven Gegenpol.

Jedes Mal, wenn Du denkst, dass jemand anderes mehr hat als Du, dann steht dahinter auch gleich der Gedanke, dass Du weniger hast und weniger haben ist ein klares Defizit bzw. Mangel.

Da dein Gesamtsystem aber eine ausgeglichene Bilanz anstrebt, kompensiert es einen Mangel eben mit einem zuviel an anderer Stelle, wie mancher Leibesmitte deutlich anzusehen ist.

Ein Blinder verfügt in der Regel über ein hervorragendes Gehör, die Energie, die nicht zum sehen gebraucht wird, verteilt sich hier lebensnotwendigerweise auf die anderen Sinne und für das Gesamtsystem ist die Energiebilanz wieder ausgeglichen.

Die vier Ursachen-Kategorien
Ich definiere hier 4 Kategorien von Ursachen:

- **Der Mangel im Körper**

- **Der Mangel im Geist**

- **Der Mangel der Seele**

- **Der vorsätzliche Mangel (Glaubenssätze)**

Wenn dem Körper was fehlt
– der Mangel im Körper

Um herauszufinden, ob in deinem Körper ein permanenter Mangel an Nährstoffen, Hormonen oder dergleichen herrscht, der ihn daran hindert optimal funktionieren zu können und er deshalb so ein großes Energielager unterhält, dafür suchst Du logischerweise einen Mediziner auf.
Lass dich auf Herz und Nieren untersuchen.
Die Kosten für ein detailgenaues Blutbild, einen Hormonspiegel oder weiteren vom Arzt empfohlenen Untersuchungen, sind eine wertvolle Investition in deine Leistungsfähigkeit und Lebenszeit - auch wenn sie von deiner Krankenkasse nicht übernommen werden.

Ich weiß ja, Männer gehen nicht unbedingt gern zum Arzt, aber schon ein Mangel an einem Mikronährstoff kann deine Fettzellen über sich hinauswachsen lassen.

Ist dein Übergewicht die Nebenwirkung eines Medikaments, ist auch hier der Mediziner der erste Ansprechpartner, aber dann solltest Du dich mit der Ursache des Symptoms auseinandersetzen, das die Einnahme des Medikamentes notwendig macht.

Dass es deinem Körper an Bewegung fehlt, ist im Sinne dieses Buches keine Ursache, sondern die Folgeerscheinung einer Ursache – von Natur aus bewegt sich dein Körper gern, schließlich ist er von der Natur auch bestens dafür ausgerüstet, obwohl ich persönlich es begrüßen würde, wenn zu der Grundausstattung auch ein Paar Flügel gehören würden.

Du kannst dich grundsätzlich darauf verlassen, dass Dich dein Körper darauf aufmerksam macht, wenn er Nahrung braucht, die er dann in Energie umsetzen kann, damit er auf dem erforderlichen Level leistungsfähig bleibt.

Ja, genau :
Hunger ist in diesem Fall das Gefühl, mit dem dein Körper dir signalisiert, dass Du etwas essen solltest, damit der Laden reibungslos weiterlaufen kann.

Wenn man Hunger hat, soll man essen – auch so eine bekannte Redewendung.

Aber:
Oftmals interpretierst Du in ein Mangelgefühl einfach die Aufforderung zur Nahrungsaufnahme, obwohl dein Körper damit eigentlich etwas ganz anderes meint.

Die Signale für *Schlafmangel* werden sehr gerne mit denen für Nahrungsdefizit verwechselt oder mangelnder Schlaf wird einfach mit Nahrungsaufnahme kompensiert.

Eigentlich unverständlich, aber oft wird der Bedarf an Flüssigkeit, auch Durst genannt, mit Hunger verwechselt.

Was schließen wir daraus? – ja, richtig wir hören zu wenig auf unseren Körper, bzw. wir schenken unseren Gefühlen zu wenig Aufmerksamkeit.

….ist es dir aufgefallen? – auch ein Mangel!

Mensch, denk´ doch mal nach! - Mangel des Geistes

Hmmm….also ich appelliere in diesem Buch an deine männliche Logik.

Ich hoffe also inständig, dass dir beim Lesen das ein oder andere Licht aufgeht, das dich zu Taten motiviert.

Wie oft bist Du schon reingefallen, weil Du etwas einfach geglaubt hast, was eigentlich, hätte man denn vorher mal seinen logischen Verstand gebraucht, als unmöglich hätte enttarnt werden können?

Ist der Leidensdruck nur groß genug, greifen wir nach dem fadenscheinigsten Strohhalm – ja, so ist das leider.

Hierzu eine kleine Anekdote aus meiner Praxis:

Eines Tages rief mich eine Frau an, die mir gleich im zweiten Satz um die Ohren haute, dass sie schon negative Erfahrungen mit Hypnose gemacht habe:

Ich: „welche Erfahrungen haben Sie denn mit Hypnose gemacht?"
Sie: „ Ich war bei dem Hypnotiseur, der immer die große Anzeige im … hat – kennen Sie den?"
Ich: „Nein, tut mir leid."

Sie: „ Also, zu dem bin ich hin und der hat mir versprochen, dass er mir durch Hypnose jegliches Hungergefühl nimmt. - Das hat überhaupt nicht funktioniert, gleich nach der Sitzung hatte ich Hunger."
Ich: „ Na, dann seien Sie mal froh, dass das nicht funktioniert hat."
Sie: „Wieso?"
Ich: „Nun ja – was wollten Sie? – magersüchtig werden?"
Sie: nach kurzem Schweigen „Oh"

Ich konnte den Kronleuchter, der da aufging schon fast durch´s Telefon leuchten sehen.

Achte auf Deine Gedanken, so steht es auch im Talmud geschrieben:

Schon der Gedanke an eine Diät, die Du demnächst in Angriff nehmen möchtest, kann übermäßige Nahrungsaufnahme zur Folge haben, als unbewusste Reaktion, um auf die bevorstehende Mangelzeit vorbereitet zu sein. – Dein Notzeitprogramm wird schon allein durch den Gedanken an eine bevorstehende Mangelzeit aktiviert.

Hunger der Seele – Mangel der Seele

Kaum zu glauben, aber wahr, wie Erlebnisse aus der Vergangenheit, selbst solche über die wir heute als Erwachsene vielleicht schmunzeln, in unserer Seele permanente Mangelgefühle erzeugen können, die mit übermäßigem essen kompensiert werden.

Das Gemeine daran :

Du wirst dich niemals satt fühlen.

Egal wie viel Du isst – den Hunger deiner Seele wird es niemals stillen und auch wenn Du es mit viel Kampf geschafft hast kein überflüssiges Gramm Fett mehr am Leibe zu haben, so wird dich der Hunger deiner Seele weiter quälen oder die Qual deiner Seele dich weiter hungern lassen…..und auch dann ist es Essig mit dem erfüllten Sexleben….denn auch rein körperlicher Sex kann den Hunger deiner Seele nicht stillen und seelische Wunden nicht heilen…

Einer meiner drastischsten Fälle erklärte sich in unserem ersten Telefonat als ehemalige Führungskraft im obersten Management im vorzeitigen Ruhestand. Er wirkte sehr autoritär und prüfte mich, meine Erfahrung und Ausbildung sozusagen auf Herz und Nieren.

Das Gespräch endete zunächst einmal damit, dass er sich wieder melden wolle.

Im zweiten Telefonat vereinbarte er dann einen Termin zu einem Informationsgespräch.

Zum vereinbarten Termin begrüßte ich einen recht großen übergewichtigen Mann, der einerseits sehr gutmütig, andererseits aber auch sehr zornig wirkte, doch dieser scheinbare Gegensatz erklärte sich mir schon gleich in den ersten Minuten.

Kaum Platz genommen, begann der Mann seine Geschichte damit, dass er schon vieles angewandt habe, der Lösung seiner Probleme/Symptome aber bisher nicht wesentlich näher gekommen war.

Die Tatsache als Kind von Vater und Mutter missbraucht worden zu sein und seinen Vater abgrundtief zu hassen brachten bei ihm 3 Symptome zur Ausprägung:

Masochismus, Übergewicht, Alkoholismus

Ich könnte hier noch einige schwergewichtige Fälle von sexuellen Übergriffen in der Kindheit schildern — aber wenn Du gierig nach Sensationsberichten bist, dann wende dich anderen Medien zu.

Verfalle jetzt aber nicht dem Irrtum, dass je weniger dramatisch ein Erlebnis ist, desto harmloser ist das Symptom.

Denke bitte immer daran:

Egal, wie Du heute als Erwachsener ein Kindheitserlebnis bewertest, in deinem Unterbewusstsein ist es immer noch wirksam mit den Gefühlen abgespeichert, die Du damals als Kind hattest!

Vielleicht kennst Du selbst auch die früher sehr beliebte Strafe am Tisch sitzen bleiben zu müssen, bis der Teller leer gegessen war oder zur Strafe ohne Abendessen ins Bett geschickt zu werden?

Jaja…heute gibst Du das lachend auf Familienfeiern zum Besten.
Die Demütigungen der Schulzeit sorgen auf Klassentreffen für fröhliches Gelächter, aber wie empfand das wohl damals der kleine Junge, der vor Scham am liebsten im Erdboden versunken wäre?

Und genau so wie es der kleine Junge empfunden hat, ist es in seinem Unterbewusstsein abgespeichert und wirkt zusammen mit all den weiteren Verknüpfungen, die im Laufe seines Lebens aufgrund derselben Gefühlsempfindung dazugekommen sind.

Mit ein paar Fakten zu Stress als Ursache für Übergewicht möchte ich dich auch noch füttern:

Dein System ist so ausgelegt, dass es die Nahrung für dein Gehirn aus den vorhandenen Energiespeichern holt. Bei Stress (auch bei geistigen Anstrengungen) holt sich das Gehirn die notwendigen Kohlehydrate direkt aus der Nahrung. Bist Du chronisch im Stress kann sich dein Energiestoffwechsel so verändern, dass das Gehirn fast nur noch Kohlehydrate aus der Nahrung bezieht. Dein Gehirn fordert dich also künf-

tig bei Stress auf zu essen, die erhöhte Nahrungsaufnahme sorgt entsprechend für Gewichtszunahme.
Möchtest Du genau wissen, wie sich das verhält, ich hab´ das hier nur grob und laienhaft zusammengefasst, empfehle ich dir die Selfish-Brain-Theorie von Achim Peters.

Das sind Fakten, relevant ist, warum reagierst Du in bestimmten Situationen mit Stress, denn eigentlich ist unser Stress-System zur Vorbereitung auf Flucht oder Kampf vorgesehen.

Vorsätzlicher Mangel – von Glaubenssätzen programmiert

Manchmal ist es auch für mich noch nach so vielen Jahren verblüffend, zu erleben, welch verheerende Auswirkung schon ein Glaubenssatz aus der Kindheit haben kann und wie rasant und effektiv auflösende Techniken hier wirken.

Ein prägnantes Beispiel aus meiner Praxis vorab:

Ich hatte eine Klientin, der habe ich während der Sitzung die Frage gestellt: „Was bedeutet für Sie schlank sein", weil sie ebenfalls zu den Klientinnen gehörte, die eigentlich schon fast ihr ganzes Leben mit ihrer Figur hadern. Sie brach in Tränen aus, kaum, dass ich die Frage gestellt hatte. Unter Schluchzen drangen die Glaubenssätze ihrer Mutter in ihr Bewusstsein, die sie immer daran gehindert hatten wirklich schlank zu sein:

1. „Wir sind halt so."

2. „Wir brauchen das, um im Falle einer Krankheit was zum zusetzen zu haben."

Zwei bedeutsame Glaubenssätze, die ihr da als Kind suggeriert wurden.

1. Die Mutter muss es ja wissen.

2. Die Angst, wenn ich schlank bin und krank werde, habe ich nichts zuzusetzen und werde noch kränker oder nicht mehr gesund.

Die Auflösung kam mit den Erkenntnissen der Klientin, dass ihre Mutter, obwohl sie mehr als genug zum „zusetzen" hatte, krank wurde und verstarb.
Dazu kam noch, dass sie sich erinnerte, dass ihre Mutter auch recht häufig an Diäten scheiterte.
Meine Klientin spekulierte dann sogar in der Sitzung, dass ihre Mutter ohne Übergewicht vielleicht nicht so krank geworden wäre.
Das befreite sie auch von dem schlechten Gewissen ihrer Mutter gegenüber, weil sie entgegen der mütterlich eingeimpften Glaubenssätze unbedingt schlank sein wollte.

Erleichterung in vielerlei Hinsicht!

Euch Männern fällt es ja oftmals schwer Gefühle zuzulassen, schließlich habt ihr so typisch männliche Glaubenssätze gelernt, wie:

„ Ein Junge weint nicht."

„ Ein Indianer kennt keinen Schmerz."

Mit obigen und vielen weiteren solcher Sprüche habt ihr gelernt, Gefühle als unmännlich zu unterdrücken…und habt euch somit eine stattliches Reservoir unterdrückter Gefühle zugelegt, die munter in euch wirken.

Lasst euch gesagt sein: Tränen sind ein Ventil - sowohl für körperlichen als auch seelischen Schmerz. Deine Fettdepots sind ein beliebter Sammelort ungeweinter Tränen.

„ Junge, iss was, damit Du groß und stark wirst."

Ich darf annehmen, dass Du weißt, dass Du mit ca. 25 Jahren ausgewachsen bist und allein vom essen nicht stark wirst.

„Iss Deinen Teller leer – denk´ mal an die armen Kinder in Afrika, die nichts zu essen haben!"

Ganz ehrlich – egal wo das Essen von deinem Teller damals auch gelandet sein möge, sicher aber nicht in so einem kleinen Hungerbäuchlein in Afrika.

Kuriose Körperveränderungen kann man häufig auch bei werdenden Vätern beobachten, aber ihr wisst doch: die Frau ist schwanger und muss das Kind im Bauch versorgen, vom Bauchfett des Vaters hat der neue Erdenbürger höchstens was zum kuscheln.

Falls ihr als frischgebackene Väter dem Irrtum unterliegt, dass ihr, weil ihr ja mehr Verantwortung habt und für den Nachwuchs sorgen müsst, für den Notfall auch mehr Fettreserven braucht, so lasst euch gesagt sein:
der vermeintliche Rettungsring um die Hüften, rettet weder den Nachwuchs vor dem Hungertod, noch rettet er euch vor den Forderungen eurer Nachkömmlinge.

Staunen darfst Du, wenn Du Redewendungen mal unter dem Aspekt von wirksamen Glaubenssätzen und Suggestionen betrachtest – da hat man das doch tatsächlich schon immer gewusst:

...sich das Leben schwer machen:
das tust Du mit Deinem Übergewicht definitiv.

...Liebe geht durch den Magen:
Die Zuwendung in Essensform.

Tückisch für das Ausleben Deiner Fleischeslust sind Glaubenssätze religiösen Ursprungs:

Alle sexuellen Handlungen außerhalb des ehelichen Beischlafs, die zu reinen Lustzwecken ausgeführt werden, werden häufig als Sünde bezeichnet und nach dem Tode mit Höllendasein bestraft.

Es ist schon während des Lebens die reinste Hölle seine Lust nicht ausleben zu dürfen und sollte man dann doch der Fleischeslust erliegen wird die Hölle noch schlimmer – mit oft schwerwiegenden Folgen.

Mit an Sicherheit grenzender Wahrscheinlichkeit gräbst Du bereits in deinen Erinnerungen rum, um den Ursachenverkettungen für deine Fettpölsterchen auf die Spur zu kommen…höre jetzt mal eben auf zu graben, damit Du dich besser auf die nächsten Kapitel konzentrieren kannst, ich verspreche dir, da wirst Du Spaten und Bagger zum effektiveren weiter graben finden.

Wie Du Ursachen lösen kannst.

- Durch erkennen und verändern.
- Über Gefühle und Erinnerungen.

Dazu gibt es sehr wirksame Techniken.
Begib´ dich dafür aber lieber in die Hände von jemandem, der sich damit auskennt.
Ich verstehe natürlich, dass du wie die meisten Männer sicher lieber erstmal alles mit dir selber ausmachst.

Aber Fachleute, die sich damit auskennen, haben einen ganzen Koffer voller Techniken, die individuell eingesetzt werden können, damit Du deine Ursachen erkennen und lösen kannst.

Brauchst keine Angst zu haben, dass da eine Diagnose gestellt wird, die dich zum psychischen Krüppel abstempelt, denn erstens gibt es so etwas wie einen psychischen Krüppel gar nicht und zweitens geht es ja um die Lösung.

Meistens ist es zwar sehr beruhigend, dem Kind mit einer Diagnose einen Namen geben zu können, verleitet aber auch dazu, sich mit der Diagnose zu rechtfertigen und es dabei zu belassen.

Die Strategie beruht darauf, Prozesse in Gang zu setzen, die dauerhafte positive Programmänderungen bewirken – Ursachen lösen ist Teil dieser Arbeit:

Dazu mein lieber Mann, musst Du dich mal auf Gefühle einlassen:

Auf die Gefühle, die Du wegen deines Übergewichtes hast, zum Beispiel, wenn Du in den Spiegel siehst.

Auf die Gefühle, die Du vor, während und nach dem Essen hast.

Oder einfach ein negatives Gefühl, das in deinem Leben besonders vorherrscht,

wie zum Beispiel: Wut

Mithilfe der passenden Technik wird eine zu diesem negativen Gefühl passende Erinnerung geweckt, die Auswahl überlassen wir hier ganz deinem Unterbewusstsein.
Es kann sein, dass es im ersten Moment rätselhaft erscheint, was denn ausgerechnet diese Erinnerung mit deinem Übergewicht zu tun hat, aber verlass´ dich drauf: dein Unterbewusstsein weiß warum.
Die Erinnerung wird so abgeändert, dass das negative Gefühl mit dem die Erinnerung abgespeichert ist, in ein positives oder neutrales Gefühl umgewandelt wird.

Die geänderte Erinnerung wird abgespeichert und Du nimmst dieses neue Gefühl mit in die Gegenwart.
Eine Verknüpfung in deiner Ursachenverkettung ist somit abgeändert und logisch wie unser Unterbewusstsein nun mal ist, ändert es alle dazugehörenden

Verknüpfungen entsprechend der geänderten Verknüpfung um – ein sogenannter Dominosteineffekt wird ausgelöst, der es dir auch erspart in mühevoller und langwieriger Kleinstarbeit jede noch so kleine dazugehörige Begebenheit abrufen und ändern zu müssen.

Zu jedem der oben genannten Schritte hole ich ein passendes Werkzeug (eine passende Technik) aus meinem Werkzeugkoffer, wenn Du es annimmst, zeige ich dir wie du es anwendest. Akzeptierst Du das angebotene Werkzeug nicht, biete ich dir ein anderes passendes an – schließlich ist das hier kein Schema F-Vorgehen.

Mein Werkzeugkasten ist riesig, das Passende ist da mit Sicherheit dabei.

Du wendest es aber selbst an, denn ich werde einen Teufel tun, dir zu sagen was Du zu tun hast oder dir die Arbeit abnehmen – in diesem Fall ist selber machen besser als delegieren.

Wahrscheinlich hast du danach zu dieser Thematik vermehrt bewusste Erinnerungen, die bedeuten, dass dein Unterbewusstsein bei der Arbeit ist.

Ein Entwicklungsprozess ist in Gang gesetzt, die ersten unbewussten Veränderungen zeigen ihre Wirkung.

Die Veränderungen werden dir nicht immer sofort bewusst, eben weil es unbewusste Veränderungen sind.

Wenn Du seither immer abends vor dem Fernseher das Bedürfnis hattest Chips zu essen, hast Du plötzlich kein Bedürfnis mehr danach.

Es kann passieren, dass dir das dann aber erst auffällt, wenn du darauf aufmerksam gemacht wirst.

Das ist das grandiose an unbewussten Veränderungen:

Du veränderst zielgerichtet dein Verhalten, ohne dich dazu zwingen zu müssen.

Eine Klientin hat mir erzählt, dass sie von einem Tag auf den anderen ihren beträchtlichen Konsum eines koffein- und zuckerhaltigen Getränks von einem auf den anderen Tag eingestellt hat und es ihr erst richtig bewusst wurde als ihr Mann sie darauf ansprach.

Auch jetzt noch nach fast 5 Jahren, hat sie kein Verlangen nach diesem Getränk und trinkt stattdessen begeistert Wasser.

Bewusst geplante Veränderungen unterstützen diesen Entwicklungsprozess zusätzlich, das heißt, wenn Du beschließt, statt des Aufzuges die Treppen zu nehmen oder etwas Ähnliches.

Mit Sicherheit stellst Du dabei fest, dass dir bewusst geplante Veränderungen sehr leicht fallen und dich geradezu begeistern.

Im Zusammenhang mit" Erinnerungen bearbeiten", manchmal auch „Kindheitserlebnisse verarbeiten", hast Du bestimmt schon das für dich bedrohlich klingende Wort „Rückführung" gehört.

Dazu merke ich an, dass bereits die Frage danach, wann Du das letzte Mal richtig guten Sex hattest, dich

in der Erinnerung an diesen Zeitpunkt rückführt – das
war´ s auch schon mit der Erklärung für „Rückführung".

Womit es oft verwechselt oder gleichgesetzt wird, ist
eine Rückführung in ein eventuelles früheres Leben –
hierbei ist dann eine „Reinkarnationssitzung" ge-
meint.

Diese Methode Ursachen zu lösen und Verände-
rungsprozesse in Gang zu setzen gehört zur Königs-
klasse, wenn Du versuchst, diese mit dir alleine
durchzuführen ist das riskant und Du kannst auf dem
Holzweg landen.

Wie bei deinem Auto:
Einiges kannst Du selber tun, aber für viele Reparatu-
ren gehört es einfach in die Hände eines Fachmannes.

Eine Übung, die Du gut mit einem Freund, deiner
Partnerin, einer sonstigen Person deines Vertrauens
oder auch alleine machen kannst ist folgende:

Nachstehend habe ich einige Stichworte, Redewendungen und Glaubenssätze mit meinen Kommenta-
ren dazu aufgeführt.
Lies sie einfach durch und bei der Redewendung,
dem Glaubenssatz oder Stichwort, bei dem Du irgendeine Reaktion oder ein auffälliges Gefühl hast,
halte inne.

Denk´ über den Inhalt und die Bedeutung für dich
nach, ergründe inwiefern es dich betrifft.
Vielleicht fallen dir dabei auch andere Glaubenssätze, Redewendungen oder Stichwörter ein, die für dich
prägend waren.

 Beispiel: „Wut im Bauch" :

Wenn Du darüber sinnierst, kommt dir vielleicht
irgendeine Person aus der Vergangenheit in den Sinn
auf die Du wütend bist.

Dann gehst Du wie folgt vor:
Du holst dir diese Person vor dein geistiges Auge und
klärst das.

Denk´ dran:
In deiner Vorstellung ist alles möglich.

Du kannst dir zum Beispiel dich selbst als Erwachse-
nen zur Unterstützung holen oder Superman oder
Donald Duck oder wen oder was sonst.

Du kannst erklären, klar stellen, schreien, brüllen,
toben, heulen – egal, tu´ wonach dir in dem Moment
ist.
Nur eines darfst Du niemals:
Diese Person in Gedanken umbringen oder misshan-
deln, ich will dir das jetzt nicht von allen ethischen,
moralischen, religiösen und esoterischen Gesichts-
punkten her erläutern.
DU DARFST ES EINFACH NICHT!!!

Bist Du zufrieden und dein Gefühl der Wut ist ver-
raucht, dann lass´ die Person mit folgendem Satz
gehen:

„Geh´ in Frieden – aber geh!´

Klopf´ dir in Gedanken auf die Schulter:

„Gut gemacht!“

Wenn Du magst, kannst Du das noch symbolisch be-
siegeln:

Stell´ dir stellvertretend für deine Wut einen roten
mit Gas gefüllten Luftballon vor, den Du einfach los-
lässt und ruhig und gelassen zusiehst wie er immer
kleiner werdend im Nichts verschwindet. – ist nur ein
Vorschlag, liest sich für einen Mann wie dich womög-
lich albern, ist jedoch sehr wirkungsvoll – Du weißt ja
„die Programmiersprache“ in Bildern und mit viiieeel
Gefühl.

Du kannst so eine Redewendung, Glaubenssatz oder
Stichwort auch einfach positiv umkehren:

„Fettmops“ – kehrst Du um in eine Suggestion wie
etwa:

“ ich bin jetzt ein geschmeidiger Panther“ oder “ ich
bin jetzt ein toller Hengst."

Diese Suggestion wiederholst Du laut oder in Gedanken immer dann, wenn dich negative Gedanken oder
Situationen, oder auch die Versuchung aufgeben zu
wollen, heimsuchen.

„Iss´ was, damit Du groß und stark wirst."

Wird zu:

„Ich bin groß und stark."

Liebe geht durch den Magen:

Zum einen würde das bedeuten, dass, wenn ich je-
manden füttere, werde ich geliebt und zum anderen,
füttert mich jemand, dann liebt er mich….wir sind
doch keine Haustiere, meine Katze liebt mich auch
besonders dann, wenn ich sie füttere!

„Liebe ist ein schönes Gefühl und wird nicht dem
Verdauungsprozess geopfert."

weitere Redewendungen, Glaubenssätze und Stichwörter :

Essen hält Leib und Seele zusammen:
 - Stimmt, wenn die Seele Hunger hat, bildet der Körper Fettdepots.

Es schlägt einem etwas auf den Magen:
- Dann hau zurück!

Gesunder Geist in gesundem Körper:
- Was verstehst Du unter: „Mein Körper ist gesund?"

Du bist, was Du isst:
- „ ja, man sieht´ s!"

Einmal ist keinmal:
- oder einmal zuviel!

„Iss´ erst mal was, dann geht es Dir besser.":
- Probleme werden nicht mit essen gelöst, außer Du
hast Hunger!

Den Ärger runterschlucken:
- spuck´ s künftig einfach aus!

„Das muss ich erst mal verdauen.":
- schluck´ s gar nicht erst runter!

Das verwächst sich noch:
– Die Hoffnung stirbt zuletzt!

Etwas zum Zusetzen haben:
– wie krank willst Du werden?

Käse schließt den Magen:
– klar, bis zum nächsten Essen!

Sich regen bringt Segen:
– aber das gilt wohl nur für die Anderen, oder?

Die Suppe auslöffeln müssen:
– wer zwingt Dich denn dazu?

Den Hals nicht voll kriegen:
– der hat doch sowieso keinen Boden!

Etwas in den falschen Hals bekommen:
– falscher Hals? Auch eine nette Umschreibung für deinen Bauch!

Essen wie ein Scheunendrescher:
– na, bei dem bleibt aber dauerhaft fast nix hängen!

Der Appetit kommt beim Essen:
– Essen nur, weil es Essenszeit ist? ...weil das Essen auf dem Tisch steht?

Es wird nichts so heiß gegessen, wie es gekocht wird:
– und das ist auch gut so!

Der Speck der fetten Jahre:
– Aha, Zeit macht dick?!

Kummerspeck – Speck, der Kummer macht?!

Winterspeck – macht im Sommer keinen Sinn!

Babyspeck – In Deinem Alter?

Bierbauch – Ist da Bier drin?

Man isst, um zu leben und lebt nicht, um zu essen:
– Alles klar?

Auch hier gilt der Grundsatz nicht kneifen, auch wenn die Erinnerung oder Assoziation im ersten Moment vielleicht peinlich oder beschämend ist. Du hast es schließlich erlebt.
Augen zu und durch – es sind nur kurze Momente durch die Du durch musst und dann ist es vorbei - es ist einfach vorbei.

Es war so, ab jetzt ist es anders – Punkt!!

Ich sitze jedenfalls nicht mit dir in meiner Praxis oder am Telefon, um dich zu bewerten oder zu beurteilen, das steht mir erstens nicht zu und zweitens ist das unnütz und bringt weder dich noch mich weiter.

13. Kapitel

Lass die Hosen runter…
…und nimm an, was ist!

Erst, wenn Du etwas in allen Facetten, auch den unangenehmsten annimmst, dann kannst Du es auch ändern….und dein ausuferndes Äußeres hat wirklich viele unangenehme Facetten…wenig Sex bis gar kein Sex und vieles mehr…komm gib´ es zu, wenn Du so richtig drüber nachdenkst, gibst Du mir ein kleines bisschen oder ganz viel Recht…schieb´ s mal nicht auf´ s Alter oder sonst was, sondern sei ehrlich zu dir selbst.

Hör´ auch auf, dich mit verharmlosenden Bezeichnungen und Ausreden selbst zu verarschen (sorry für den derben Ausdruck, aber es ist der gängigste). Dein reichhaltiges Bauchfett wohlwollend als Wohlstandsbauch oder Bierbauch abzutun – vergiss es!!!….Nee, mein Lieber, so läuft das nicht.

Mit der Bezeichnung Wohlstandsbauch machst Du dein Bauchfett zum Symbol für deinen Wohlstand, die Zeiten haben sich aber geändert.

Heute sieht das nämlich so aus, dass man in wohlhabenden Gegenden weniger dicke Menschen antrifft, als in sozialen Brennpunkten.

Mit der Bezeichnung Bierbauch erhebst Du dich zum echten Kerl mit Bierflasche in der Hand…. Junge, Junge – Du bist kein pubertierender Teenie mehr, der durch Demonstration übertriebenen Bierkonsums erwachsener wirken will.

Fett zeigt Wirkung

Gerade dein Bauchfett, dem Du gerne so männliche Attribute zuschreibst, ist lebensbedrohlich!

Jedes weitere Plus an Bauchfett bedeutet ein weiteres Minus an Lebenserwartung.

Ziemlich unangenehmer Aspekt – nicht wahr?

Falls Du jetzt erschrocken bist, es kommt noch schlimmer:

Die Qualität deiner Spermien lässt mit zunehmendem Übergewicht nach, Du läufst Gefahr mit Platzpatronen zu schießen, falls Du denn mal zum Schuss kommst.

Das heißt so viel wie:
zunehmen an Körpergewicht bedeutet abnehmen an Männlichkeit.

Du erinnerst dich ja auch sicher noch an meine Ansagen im Kapitel „Siehst Du ihn noch….", andernfalls lies sie noch mal.

Gehörst Du zu den Männern, die sich lieber selbst kastrieren, weil sie die Schnauze voll haben vom Stress mit Frauen, Beziehungen oder dem Sextrieb?

Na dann:
Herzlichen Glückwunsch! Mit stetig ansteigendem Übergewicht bist Du auf dem besten Weg.

Ich verspreche dir dein Stress mit Frauen wird auf ein Minimum sinken, als Fortpflanzungskandidat wirst Du nur noch eher weniger wahrgenommen.

Jaja, ich weiß dir schwillt gerade der Kamm,
"auf die inneren Werte kommt es an",
da hast Du Recht und gerade das ist ja der Knack-punkt.
Instinktiv spürt jede Frau anbetracht eines Pfunds-kerls die wahrscheinlich schon schwächelnde Männ-lichkeit – da punktest Du dann wirklich nur noch mit wahren inneren Werten oder gefülltem Bankkonto.

Ich verrate dir was:
Es gibt Frauen, die stehen gerade auf solche Männer.
Weißt Du warum? – Mit denen kann man so schön kuscheln und sehr hilfsbereit sind sie auch noch...

Du wirst auch seltener unter Druck stehen, weil dein Sextrieb dich gerade mal wieder beherrscht.
Du kannst dich also voll und ganz deinem Sofa, dei-nem Fernsehen und deinem PC widmen und dir Le-benslust aus der Konserve reinziehen.

Am PC kannst du dir auch gleich deine Klamotten überteuert maßanfertigen lassen, brauchst dich also nicht mehr mühsam durch Geschäfte schleppen und mit sexy Verkäuferinnen zu flirten.

Mensch, Du Mann, Du, begreif es:
übergewichtiges Leben ist kürzer und teurer.

Übergewicht über einen längeren Zeitraum bedroht nicht nur den ganzen Kerl in dir, sondern ist auch Wegbereiter zahlreicher Krankheiten und Begleiterscheinungen.

Wenn dir dein Arzt beim nächsten Gesundheitscheck empfiehlt Körpergewicht zu reduzieren, dann ist das der Moment aufzuhören, deine Rückenschmerzen den vielen Stunden am Schreibtisch zuzuordnen oder andere Gründe für deine Symptome zu suchen.
Nimm den ollen Quacksalber ernst, sicher unterstützt er dich gern mit allen Mitteln, die ihm aus medizinischer Sicht zur Verfügung stehen.

Bist Du ein Messie?

Das Bild vom Körperfett, das wie eine saftige Speckschwarte deine Silhouette vergrößert, mag ja erträglich sein und auch etwas Beschützendes haben, daher auch die Redewendung vom Rettungsring um die Hüften.
In der Realität siedeln sich Die Fettzellen aber überall in deinem Innen an – ich erwähne nur „Fettleber!!!".

Bin mir sicher, dass viele trotzdem vehement den Kopf schütteln, manch einer mit dem Gedanken:
„Nun ja, vielleicht sollte ich mal wieder den Keller entrümpeln – aber Messie? – nein, ganz sicher nicht!"

Nun, Du liest doch dieses Buch, weil dich gewisse Fettansammlungen stören...

Für alle, bei denen es jetzt noch nicht „klick" gemacht hat:

Es steht geschrieben:

Der Körper ist das Zuhause der Seele.

Verstehst Du jetzt?

So wie ein Messie seine Wohnung mit überflüssigem Müll unbewohnbar macht, so müllst Du deinen Körper mit Fett zu.

Von den angesammelten Schlackstoffen mal ganz abgesehen.

Ja, ich weiß, diese Assoziation ist hart, aber nicht von der Hand zu weisen.

Dein Gutes Aussehen gekonnt versteckt!

Hast Du bestimmt auch schon bestaunt, welche Schönheiten nach erfolgreichem Abspecken zum Vorschein kommen.

Gibt es irgendeinen Grund, weshalb Du meinst, dein wahres Ich verstecken zu müssen?

Eine gute Nachricht habe ich für dich:

Im Gehirn gibt es keine Fettzellen – Du läufst also niemals Gefahr, deine Gehirnwindungen durch überflüssige Fettzellen zu blockieren.

...und jetzt die schlechten:

Ein Gesicht mit hängenden Hamsterbäckchen und Dreifachkinn ist nicht gerade ein markantes Profil.

Es soll auch schon Büstenhalter für Männer geben – Frauen konkurrieren mit ihrer Oberweite aber höchst ungern mit einem Mann.
Das hat schon was von „verkehrte Welt", wenn Männerbrüste größer als Frauenbrüste sind.
Zugegeben, manche Frauen sind da von der Natur so benachteiligt, dass ein gut trainierter männlicher Brustmuskel durchaus mehr hergibt.

Deine schwellende Männlichkeit stößt sich sicher auch lieber woanders als an deinem überhängenden Bauch.

Mein lieber Mann, ich will dich hier nicht runterma-
chen, ich will, dass Du die Augen aufmachst und genau hinsiehst, denn nur dann kannst Du auch dauerhaft was ändern.

Beschönigen hat noch niemand was genutzt.

Fühlst Du dich etwa wohl in Situationen wie jenen, in
denen Du dich - bangend, ob Du überhaupt reinpasst
- zwischen zwei Armlehnen gequetscht hast?

Bedienst Du dich schon der Vermeidungstaktik mit
zahlreichen Ausreden und Notlügen, um solche oder
ähnliche Situationen zu umgehen?

14. Kapitel

Der Sex macht´s

Es soll ja unter Euch Männern auch solche geben, die so gut wie gar kein Interesse an Sex haben - warum auch immer.

Bei uns Frauen ist diese „vornehme" Zurückhaltung meistens anerzogen oder gelernt. Geben wir nämlich zu, auch des Öfteren das Bedürfnis nach Sex zu haben und ihn zu genießen, werden wir insbesondere von euch Männern gern mal in Schubladen wie „geiles Miststück" oder Nutte gesteckt.

So haben wir das bedauerlicherweise als gesellschaftliche Moral gelernt, wohingegen euer Sexbedürfnis einfach nur bewundernswert männlich ist.

Dabei sollten sowohl Männlein als Weiblein ihrem Sexbedürfnis lieber nachgehen, statt es aus irgendwelchen moralischen oder sonstigen Gründen zu verbergen oder zu unterdrücken, denn Mutter Natur hat auch hier wirklich ganze Arbeit geleistet:

Sex ist nämlich gesund.

Schon bei zweimal in der Woche Sex, so hat die Universität Bristol erforscht, hast Du ein um die Hälfte verringertes Risiko, einen Schlaganfall zu erleiden. Das Risiko, einen Herzinfarkt zu bekommen, wird ebenfalls halbiert.

Solltest du dennoch einen Herzinfarkt erleiden, ist die Chance diesen zu überleben doppelt so hoch als bei einem Sexmuffel.

Was dich beim Sex so glücklich macht, sind die Wohlfühl-Hormone Oxytocin, Serotonin und Dopamin, die in wahrer Flut ausgeschüttet werden und so noch nebenbei dein Immunsystem stärken, wodurch Du besser vor Schnupfen und anderen unliebsamen Infektionen geschützt bist – dies bestätigt auch eine Studie der Wilkes University in Pennsylvania.

Sex-sporteln ist wohl auch eine der schönsten Arten, seinen Körper in Form zu bringen:

Ein halbstündiges Liebesspiel verbraucht ungefähr 350 Kalorien, ich denke das macht fast mehr Spaß als für denselben Kalorienverbrauch ca.40 Minuten zu joggen. Ein stimmungsförderndes Bauchmuskeltraining ist es noch dazu.

Du musst jetzt aber nicht gleich losjagen und versuchen alles anzuspringen, was nicht bei drei auf den Bäumen ist.

Ich kann dir aber ein paar zugkräftige Argumente liefern, um das Nein einer Frau eventuell in ein Ja umzuwandeln:

Regelmäßiger Sex macht Frauen schön, hält straff und faltenfrei, das Haar ist voller und glänzender –

das haben die Studien eines US-Gesundheits-Institutes ergeben.

Außerdem wirken die auch bei Frauen beim Sex freigesetzten Glückshormone als hervorragendes Mittel gegen Kopfschmerzen, womit Du auch gleich ein Gegenargument parat hast für das beliebte: „Nee, heute nicht, ich habe Kopfschmerzen."

Falls Frau dann doch lieber Falten als Zeichen für viele gelebte Jahre zeigen möchte und ihr Schokolade als Glückshormonerzeuger ausreicht, dann akzeptiere und respektiere das, die Gründe hierfür sind bei Frau meist auch sehr tiefgreifend.

Du kannst ja auch selbst Hand anlegen – nicht wahr? Regelmäßige Samenergüsse beugen zudem, egal wie ausgelöst, einer Verhärtung der Prostata vor.

Die australische Universität Melbourne fand hierzu in einer Studie heraus, dass mindestens 5 Mal pro Woche masturbieren das Risiko mindert an Prostatakrebs zu erkranken. Oh, ach so, an der Studie nahmen Männer zwischen 20 und 30 Jahren teil.

Ich ziehe daraus den Schluss:

Gib´ deiner Lust nach, so oft dir danach ist, aber wie bereits erwähnt: Respektiere dabei die Grenzen eines anderen!

Falls Du mal in die Verlegenheit kommen solltest, dich wegen lustvoller Selbstbetätigung rechtfertigen zu müssen, dann hast Du ja jetzt stichhaltige Argumente und musst dich weder rausreden, noch verlegen werden.

Sex allein ist natürlich nicht die ultimative Lösung, aber ein angenehme Unterstützung.

15. Kapitel

Probleme sind Lösungen in Arbeitskleidung

Jetzt ist nicht mehr „Blick zurück im Zorn" angesagt, sondern:

„Blick nach vorn in Freude."

Das Sofa der Vergangenheit hat ausgedient.

Du bist an dem Punkt angekommen, an dem Du dein Problem, also dein Symptom, die Ursache dafür und die Folgen davon, hinter dir lässt und nur noch dein konkret formuliertes Ziel vor Augen hast.

„Den Traktor hast Du überholt und jetzt steuerst Du mit Bleifuß die Ziellinie an."

Jede Form von körperlichem, geistigem oder seelischem Mangel hast Du ausgeglichen:
Du hast die Ursachen aufgelöst.

Dein Übergewicht hast Du in allen Facetten beleuchtet und als Ist-Zustand angenommen, sprich:
Du bist Dir der Wirkung bis ins Kleinste bewusst.

Das bedeutet:
Ursachenverkettungen in deinem Unterbewusstsein sind dabei sich aufzulösen und damit verbundene Verhaltensmuster werden geändert oder gelöscht.

Dein Unterbewusstsein hat begonnen sich neu auszu-
richten.

Fast wie von selbst – unbewusste Veränderungen

Das Erfreuliche:

Du stellst jetzt schon positive Veränderungen fest, die unbewusst ganz von selbst passieren:

 -Vielleicht hast Du plötzlich Lust auf Salat, obwohl Du den bisher mit der Bemerkung „Ich bin doch kein Kaninchen" eher unwillig gegessen hast.

 - oder einen unerklärlichen Bewegungsdrang, der dich die Treppen nehmen lässt, obwohl Du vorher lieber 5 Minuten auf den Aufzug gewartet hast, bevor Du auch nur ein Stockwerk zu Fuß gestiegen bist.

- oder Du hast mit voller Begeisterung den Keller ent-
rümpelt.

- oder Du fühlst dich irgendwie leichter und reagierst auf Dinge gelassen, die dich vorher zur Weißglut ge-
bracht haben.

Weißt Du noch? – „wie innen so außen"

Eine Veränderung im Innen wirkt immer auch nach außen.

Hierzu eine kleine Geschichte:

Eine Klientin kam zur 3. Sitzung und erzählte mir, dass sie die ganze Woche nur Salat gegessen hätte.

Auf meine erstaunte Frage, ob sie denn eine Diät gemacht hätte, antwortete sie ganz freimütig:

„Nein, ich hatte einfach nur Lust auf Salat und im Garten hab´ ich grad´ auch so viel. Im Übrigen habe ich auch meine Küche renoviert und mache mich jetzt ans Schlafzimmer."

Das war ein Beispiel für *ungeplante, unbewusste Veränderungen.*

Nur wer fragt, kommt weiter:

Jetzt kommen wir zu den *geplanten, bewussten Veränderungen*, die dir als Mann sicher angenehmer sind, weil sie planbar und messbar sind.

Die Prozesse, die unbewusst in Gang gesetzt wurden, untermauerst Du durch geplante bewusste Veränderungen und hältst sie in Gang.

Warum und darum ist abgehakt, d.h. die Ursachen sind gelöst, jetzt geht es um das was und wie.

Beispiel:

Du möchtest Den wichtigsten Teil deiner Männlichkeit wieder sehen können, wenn Du stehend oder sitzend einen Blick darauf werfen möchtest und zwar ohne vorher Deinen Bauch einziehen oder wegschieben zu müssen.

Wie schaffst Du das?

Klar, Du reduzierst deinen Bauchumfang, indem Du deine Fettzellen am Bauch leerst.

Was braucht dein Körper zur Unterstützung?

Klar, Du trainierst deine Bauchmuskeln.

Auch wenn sie am Anfang ein bisschen mit Muskelkater rumzicken mögen, so werden sie doch froh sein endlich wieder benutzt zu werden.

Du beachtest das Signal deines Körpers, das dich darauf aufmerksam macht, dass er für diese Aufgabe einen anderen Nahrungsbedarf hat und fütterst ihn mit dem, was er wirklich braucht – und nur damit!!!

Was hat dein Körper schon, das Du jetzt nutzen kannst?

-Dein Körper besitzt die Fähigkeit, das überflüssige Fett in den Fettzellen zu leeren.

-Wenn Du früher schon mal Sport getrieben hast, dann kannst Du Dich jetzt auf die Tatsache verlassen, dass Muskeln nicht „vergessen“.

-Dein Körper kann sich regenerieren.

Wie setzt Du das um?

-Du verwandelst dich von der Karteileiche in deinem Fitnessstudio wieder in ein aktives Mitglied.
-Du beförderst das Fahrrad aus dem Keller.
-Dir fällt dazu sicher etwas ein, das Du mit Spaß an der Freude umsetzen kannst.

Was braucht dein Geist zur Unterstützung?

Ganz klar: Information.
-Informationen über Trainingsmethoden.
-Informationen über Ernährung.
-Informationen z.B. darüber, dass sich deine Lebenszeit mit jedem Zentimeter Bauchumfang weniger verlängert.
Informationen, Informationen, Informationen...
Jede Wissensfütterung bewirkt Veränderungen in deinen eingefahrenen neurologischen Strukturen.
Wende das Wissen um die Macht der Gedanken und Worte an.

Was weißt Du schon, das Du jetzt nutzen kannst?

-Sicher hast Du schon vieles zu diesem Thema gehört und gelesen.
-Sicher hast Du auch schon Erfahrungen im bewussten Denken gemacht.
Da kannst Du jetzt ja mal in deinem großen Erfahrungsschatz rumkramen.

Wie setzt Du das um?

Lesen, fragen, zuhören, denken.... tun!!

Was braucht dein Unterbewusstsein, deine Psyche?

- Spaß an der Freude und das meine ich jetzt ernst
- Eine konkrete Zielvorstellung
- Streicheleinheiten

Was hast Du schon, was Du jetzt nutzen kannst?

Motivation, brennendes Verlangen

Wie setzt Du das um?

Mit viel Gefühl und Visualisierungen.
Stell Dir immer wieder vor wie „er" aus diesem Blick-
winkel aussieht und was das für ein Gefühl ist, mit
„ihm" wieder in direkten Blickkontakt zu treten.

**Was hast Du davon? Wie wirkt sich die Reduzierung
deines Bauchfettes auf Dein Leben aus?**

Besserer Sex, mehr Sex, höhere Lebenserwartung,
mehr Lebensfreude, etc... - also eine besonders
wichtige Wirkung, die ein flacherer Bauch für dich hat

Lohnt es sich, sich dafür zu verändern?

Wenn Du an dieser Stelle nicht aus vollster Überzeugung mit einem

JAAA!!!

antworten kannst, überprüfe dein Ziel und deine Motivation.

Das waren nur Beispielantworten, stell dir diese Fragen zu deinem persönlichen Ziel und gib Dir deine eigenen Antworten - authentische Antworten.

Sei keine Kopie, sondern das wertvolle Original!!

16. Kapitel

Die Strategie kurz und knapp:

Der erste Schritt:

Zielklarheit

Wie heißt es so schön: Viele Wege führen nach Rom –
nur:
wohin denn da genau???

Postleitzahl, Straße und Hausnummer zu kennen
wäre da schon angebracht und perfekt wird es mit
Angabe des Stockwerks.

Jetzt ist es an dir, mannhaft eine klare Entscheidung
zu treffen und dein Ziel genau zu definieren.

Eine Stärke hast Du von Natur aus – deine Zielstre-
bigkeit, Männer können sehr genau wissen, was sie
wollen.

Während wir Frauen einfach in ein Schuhgeschäft
gehen, ohne zu wissen, ob wir überhaupt Schuhe
kaufen wollen, wirst Du nur dann ein Schuhgeschäft
betreten, wenn Du nicht nur weißt, dass Du Schuhe
kaufen möchtest, sondern Du weißt auch ganz genau,
welche Schuhe Du kaufen möchtest.

Du wirst dich auch, ganz anders als wir Frauen nicht
so gern auf eine Alternative einlassen, wenn im Laden
das Gewünschte nicht verfügbar ist.

Die richtige Würze

Das zündende Gewürz auf das Du keinesfalls verzich-
ten kannst und es dir fast unmöglich macht, aufzu-
geben:

Brennendes Verlangen/ Motivation

Irgendwas hat jeder, das ihn antreibt!

Also los, gib dem Affen Zucker!

Und dieses Gewürz darf auch nicht fehlen:

Zielvertrauen

Vertrau´ einfach mal drauf, dass Du deine Zielvorstellung erreichst.
Ohne wenn und aber.

Verlass Dich drauf:

„Du kriegst das hin.“

Du spürst es, bis in die Tiefen deines Seins:

„Ja, ich bin ….!“

Hierzu zwei Zitate von Joe Dispenza aus dem Video
" evolve your brain ":

„...Hingabe an dein Ziel, ohne vorher einen logischen Prozess zu durchlaufen."

„...Ein Resultat zu kennen, ohne zu wissen wie man es erreicht, nennt man Zielvertrauen. „

Schaffe Dir deine

„Ziel-erreicht-Vorstellung",

vertiefe dich in alle Details:

Wie sieht es aus? – male dir auch die kleinsten Details aus.

Wie fühlt es sich an? – Du musst es förmlich spüren können.

Wie riecht es? – Du sollst es förmlich riechen können.

Wie fühlst Du dich dabei? – Lass dieses schöne Gefühl in Dir wachsen, bis Du dich so richtig danach fühlst.

Was wird dann besser in deinem Leben????

Beispiel:

So – und jetzt malst Du dir eine „Ziel-erreicht-Vorstellung" mit einer Frau deiner Sexträume aus.

Denk` auch an die Farbe der Fingernägel und den Geruch des Parfüms.

Fühle, wie Du dich hinterher fühlen wirst, wenn Du dir deinen Sextraum mit dieser Frau endlich erfüllt hast.

Was genau da passiert, muss ich dir jetzt ja wohl nicht an einem Beispiel vorgeben.

2.Schritt:

-Ursachen erkennen und lösen

-Mangel erkennen und ausgleichen

Hierfür gibt es geniale Kommunikationsstrategien und Techniken, die sich besonders effektiv im Zustand der Hypnose nutzen lassen.

Vieles kann sich schon lösen, wenn Du dich mit dieser Strategie gründlich auseinandersetzt, am besten im kommunikativen Austausch mit einer vertrauten Person.

Ganz auf der sicheren Seite bist Du, wenn Du dich in die Hände einer Fachfrau oder eines Fachmannes begibst.

3.Schritt

Wirkung

Beleuchte alle Auswirkungen, auch die unangenehmsten und nimm sie bewusst an, auch wenn es
dir schwerfällt, sei ehrlich zu dir selbst.

4. Schritt

Immer das Ziel im Blick

Aus der Erkenntnis der Ursachen/Mangel ergibt sich
das lösungsorientierte Handeln.

Du hörst auf warum zu fragen – das Thema ist erledigt.

Du fragst jetzt:

Was braucht dein Körper, dein Geist, dein Unterbe-
wusstsein/Seele

Was hast Du schon?

Wie setzt Du das um?/ Wie mache ich das jetzt?

Frage dich bei allem:

Tue ich es weil....oder tue ich es, weil es mir Spaß macht?

Treibst Du Sport, um abzunehmen oder weil es dir Freude macht?

Wenn es dir keine Freude macht, dann hör´ auf damit und mach was anderes – Sex verbraucht auch Kalorien – und wenn es dir Freude macht......

Beispiel:

Du möchtest nach Rom fahren.
Dein Navigationssystem ist genauestens mit Postleitzahl, Straße und Hausnummer programmiert, Öl- und Wasserstand hast Du gecheckt. Du startest den Motor, willst losfahren und bemerkst – dein rechter Vorderreifen ist platt.

Du tauschst den Reifen gegen das Reserverad und fährst in eine Werkstatt, um den defekten Reifen reparieren und montieren zu lassen.

Die Ursache für die Reiseverzögerung ist also behoben, wenn Du dann aber nicht losfährst, weil Du dir Gedanken darüber machst, was passiert, wenn Du unterwegs wieder einen Platten hast oder dergleichen Gedanken mehr, wirst Du weder Rom, noch sonst ein Ziel erreichen.

Es macht sowieso keinen Sinn, sich Gedanken über etwas zu machen, von dem man nicht weiß, ob es überhaupt jemals eintritt.

Also starte den Motor, leg' den ersten Gang ein und gib' Gas.

Du folgst den Anweisungen deines Navigationssystems, achtest auf deine Instrumententafel, tankst bei Bedarf und hältst dich auch sonst so ziemlich an die Gebote und Verbote des Verkehrs.

Du nimmst deine Körpersignale ebenfalls ernst und machst bei Bedarf Pause, um auszutreten, zu essen und zu trinken.

Unannehmlichkeiten wie schlechte Wetterbedingungen und Stau nimmst Du gelassen, weil dich die Freude auf Rom in bester Stimmung hält.

Fazit:

Mit dieser Strategie kannst Du auch in Rom ankommen – kleiner Scherz!

Es ist also absolut richtig, dass abnehmen im Kopf beginnt, aber zunehmen auch, was ja auch wieder sehr logisch ist, denn in unserem Kopf sitzt unser Gehirn als Steuerzentrale unseres Körpers, ja sogar unseres ganzen Lebens. Ich will dir aber jetzt mein philosophisches Geplänkel über Sinn und Unsinn gebräuchlicher Aussagen sparen.

Aber vielleicht hast Du ja im Laufe des Lesens eine kleine Anregung bekommen, vielgesagtes, vielgehörtes, vielgelesenes zu hinterfragen oder aus einer anderen Sichtweise zu betrachten.

17.Kapitel

Zweifel und Rückschläge

Das Leben ist nicht nur rosa, das wissen wir, aber ganz tiefschwarze Tage muss es wirklich nicht geben!

Zweifel

Tauchen Zweifel auf – und die werden in Form von negativen Gedanken auftauchen – wie z.B. der Gedanke:

„Das schaffe ich nie"

dann kehre den Gedanken um:

„ich schaffe das."

Und halte Dir deine „Ziel-erreicht-Vorstellung" so lange vor dein geistiges Auge, bis Du das dazugehörige Gefühl spürst.

Lass die negativen Gedanken wie Viermastschoner am Meereshorizont vorüberziehen, Du bemerkst sie, lässt dir davon aber nicht den Blick auf den Horizont verderben.

Rückschläge

Rückschläge? - Gibt es nicht!!!!

Es gibt gute und schlechte Tage, alles in Ordnung, solange Du dein Ziel im Auge behältst.

Das alte Muster wird immer mal wieder versuchen gegen das neue Muster anzutreten, schließlich hat das alte Muster ja auch mal ganz gut funktioniert.

Gilt auch für dich

Im Erfolgsmanagement wird angeraten, sich Hilfe von einem Experten zu holen.

Tatsache, es ist ziemlich beschränkt, wertvolle Lebenszeit zu opfern, um sich mühselig allein etwas anzueignen, was dir ein Experte in wesentlich kürzerer Zeit auf dem Silbertablett serviert.

Hol´ dir also zur Umsetzung der Strategie Hilfe und Rat von Fachleuten.

Wäge bei deiner Wahl gut ab und fall´ nicht auf falsche Versprechungen rein – Du hast das Recht auf einen Experten, erkundige Dich nach Ausbildung und Erfahrung.

Schrecke nicht vor den Bezeichnungen Medizin und Therapie zurück. Therapie kommt aus dem Altgriechischen und kann laut Wikipedia auch als Dienstleistung übersetzt werden.

Auch dies ist ein Rat aus dem Erfolgsmanagement:

Nimm´ Dir Menschen als Vorbilder (nicht versuchen zu kopieren!!!), die das, was Du erreichen möchtest, bereits erreicht haben. Damit meine ich aber nicht die vorher/nachher –Bilder aus Werbeanzeigen.

18. Kapitel

Was ich noch zu sagen hätte...

Mehr vom Leben

Meine Definition von wirklich dauerhafter Gewichts-reduktion ist folgende:

Ein Fettlagerhaltungssystem, das wieder so funktio-niert, wie es von der Natur speziell für deinen Körper vorgesehen ist.
Das bedeutet eine dauerhaft gleichbleibende Figur mit stabilem Gewicht, das 2 - 3 Kilo nach oben oder unten schwankt, je nach Hormon-, Ernährungs- oder Verdauungsstatus.

Mit einer Ernährung, die sich ausschließlich darauf ausrichtet, was der Körper uns durch Hunger signali-siert, um optimal funktionieren zu können.
Keinerlei Gedanken: was darf ich essen, was soll ich essen, wie viel Kalorien hat das, ich muss aufpassen, ich darf nicht......

Bewegung oder Sport, wenn man Lust danach ver-spürt und glaube mir:
dein Körper hat sehr wohl von selbst die Lust auf Bewegung, aber eben Bewegung so wie dein Körper sie gerade braucht.

Also nix von wegen ständig aufpassen, Selbstdisziplin, Diäten, Sportzwang und dergleichen mehr Qualen, die wir uns selbst auferlegen, um bloß ja ein bestimmtes Gewicht zu erreichen oder zu halten, was ja dann doch nicht wirklich klappt, uns ständig Versagensgefühle beschert und nicht gerade das ist, was wir unter Lebensqualität verstehen.

Ich kann dir versichern mit dieser Strategie, kannst Du das mit Spaß und Freude erreichen.

Fressen und gefressen werden

Ein bekanntes Naturgesetz.

Vielleicht hast Du den Eindruck gewonnen, dass ich ein Diätgegner bin oder alle operativen Eingriffe verurteile.

Eher das Gegenteil ist der Fall, weil ich selbst ein Freund des schnellen, aber auch dauerhaften Erfolges bin.

Meine Strategie ist zwar sehr schnell und effektiv, aber man kann ja alles noch beschleunigen – nicht wahr?

Aber! – klar, das "aber" muss jetzt kommen:

Bevor Du Dich dazu entschließt eine Diät zu machen, Dir Fett absaugen zu lassen, den Magen verkleinern zu lassen oder sonstiges:

Jeder Eingriff ist ein traumatisches Erlebnis, komme den Folgen davon zuvor, indem Du dich mental darauf vorbereitest und danach verarbeitest.

Nebenbei bemerkt, beschleunigt das auch den Heilungsprozess.

Kläre vorher die Ursachen für dein Übergewicht, denke und handle lösungsorientiert, damit beugst Du einer Symptomverschiebung oder einer erneuten Gewichtszunahme vor. – Über Symptomverschiebung und sich vermehrende Fettzellen habe ich in diesem Buch ja geschrieben.

Kleiner Tipp:

Nahrungsergänzungsmittel.

Damit beugst Du in jedem Falle einem Mangel vor – achte aber bitte auf die Qualität und die Empfehlungen, damit Du deinem Körper davon nicht zuviel des Guten antust.

Ich selber nehme seit Jahren Nahrungsergänzungsmittel, ich bin nämlich ein kleiner Koch- und Einkaufsmuffel und stelle so sicher, dass mein Körper trotzdem alle lebensnotwendigen Vitamine und Nährstoffe zur Verfügung gestellt bekommt, um meine Leistungsfähigkeit optimal zu halten und einer Gewichtszunahme aus Mangel an Nährstoffen, Mineralstoffen oder Spurenelementen vorzubeugen.

Wie kommt der Fisch auf´ s Fahrrad?

Siehst Du, diese Frage ist genauso unsinnig, wie die Aufforderung an einen schwer Übergewichtigen zu joggen.

Du denkst vielleicht, dass ich ein Gegner von Sport bin – im Gegenteil, ich bin da der absolute Befürworter.

Ich habe in meiner Kindheit und Jugend selbst Leistungssport betrieben und weiß, wie wertvoll das für meine körperliche und persönliche Entwicklung war und noch ist.

Für welche Bewegung oder Sport auch immer Du dich entscheidest:

Berücksichtige deine momentanen körperlichen Möglichkeiten und entscheide dich für etwas, das dir auch wirklich Spaß macht.

Bist Du Einzelkämpfer oder siegst Du lieber im Team?

Stellst Du dich gern mit Ausdauer und Muskelkraft unter Beweis oder bist Du eher der Typ der ruhigeren Gangart mit Yoga oder Tai Chi?

Vielleicht bist Du zur Freude der Frauen auch ein leidenschaftlicher Tänzer?

Was auch immer, Hauptsache Du kommst in Schwung in körperlicher und auch sonst jeder Hinsicht und hast Spaß dabei.

Streicheleinheiten

Gaaaanz wichtig!!!

In den Jahren meiner Tätigkeit wurde mir bewusst, dass sich übergewichtige Menschen, aber auch Menschen, die unzufrieden mit ihrem Körper sind, dazu neigen, sich von ihrem Körper zu dissoziieren.

Mit der Haltung: „Das bin ich und das da ist mein Körper.“

Sehr oft erlebe ich diese Ablehnung des eigenen Körpers, den man weder mehr als nötig ansehen möchte und so wenig wie irgend geht berührt oder berühren lässt.

Du bist aber nicht nur Geist und Seele, dein Körper gehört zur Dreieinigkeit deiner Existenz unverzichtbar dazu. Um wieder Körpergefühl zu entwickeln sind, neben körperlicher Ertüchtigung und ein mehr an Pflege, Wohlfühlmassagen sehr empfehlenswert.

Ich habe für meine Klienten eine eigene Massagetechnik entwickelt:

Während so einer Massage werden durch die Choreografie und Achtsamkeit der Berührung Reize ausgelöst, die chemische Prozesse zur Ausschüttung von Glückshormonen in Gang setzen – der Körper wird wieder als möglicher Auslöser von Wohlgefühl wahrgenommen. Zusammen mit der tiefen körperlichen und geistigen Entspannung wird nebenbei das Immunsystem gestärkt und die Selbstheilungskräfte gefördert.

Probier´ mal das:

Nimm einen Klecks Creme, egal welche, und massiere damit deine Hände, konzentriere dich nur darauf – Du wirst erstaunt sein.

Ich hab´s am eigenen Leib erfahren

Ich weiß genau wovon ich mit meiner Strategie spreche.

Schon in meiner Kindheit wurde ich mit den Themen:

Zu dick - Verzicht - Diät

konfrontiert.

Mit Anfang 20 brachte ich dann auch so um die 20 Kilo mehr als jetzt auf die Waage, bei 1,61 m Körpergröße war das nicht besonders ansehnlich.

Mit der Strategie, die ich in diesem Buch beschreibe, habe ich mir meine heutige Figur (ca. 50 kg bei 1,61 m) verschafft, die sich seit mehr als 25 Jahren, trotz zweier Schwangerschaften, nicht verändert hat.

Ohne Diät und ohne regelmäßigen Sport.

Ich achte auf mich und höre auf meinen Körper – und das war es auch schon.

Zur Unterstützung, damit ich dieses Buch, nach Jahren des Vornehmens und immer auf ein Neues, auch endlich mal zu Ende geschrieben habe, habe ich trotz meines „Fachwissens" eine Kollegin zur Unterstützung zu Rate gezogen:

Alles war da, die Idee, das Wissen, die Erfahrung, doch was mich gehindert hat, das Buch auch tatsächlich schnell zu Ende zu schreiben, war die fehlende Motivation, ich spürte nur selten das brennende Verlangen zu schreiben und beließ es dann auch dabei hie und da mal ein paar Seiten zu schreiben.

Natürlich ärgerte ich mich über mich selbst, spürte, dass es da wohl Blockaden geben muss und begab mich in die Hände einer sehr kompetenten Kollegin, um die Ursachen/Blockaden zu beseitigen, um das brennende Verlangen, das mich zum Ende treiben sollte,auszulösen.

Eines Morgens bin ich dann auch tatsächlich aufgewacht und es war da - dieses brennende Verlangen, mein Unterbewusstsein hatte wohl während dieser Nacht ganze Arbeit geleistet...jede mögliche Minute verbrachte ich daraufhin an meinem Laptop. Ab diesem Morgen hat es dann noch genau 11 Tage gedauert und es war fertig!

Ehrlich, manchmal kam ich mir vor, wie so ein kleines Kind, das trotzig und wütend oder traurig und verzweifelt vom "rechten" Weg in die Wiese rennt. Immer wieder geduldig hat mich meine liebe Kollegin Gertraud Kollmitzer in vielen Gesprächen aus der Wiese auf den Weg zurückgeführt.Mit ihrer unglaublich wirksamen Energiearbeit hat sie mich zusätzlich unterstützt, damit mir nicht die Puste ausgeht.

**Website zu diesem Buch
www.diemännerstrategie.com**

Es lohnt sich auf jeden Fall ab und zu auf meiner Website vorbeizuschauen, weil ich in regelmäßigen Abständen ultimative Tipps und Tricks zum Thema schreibe, Neuigkeiten und Events bekannt gebe.

Empfehlenswerte Links sind selbstverständlich.

Wie Du einen persönlichen oder telefonischen Termin mit mir vereinbarst steht da auch.